全国药学、中药学类专业实验实训数字化课程建设

中药药剂学实验操作技术

ZHONGYAO YAOJIXUE SHIYAN CAOZUO JISHU

（第2版）

主编　杨守娟　姚慧敏　董　怡

U0239419

手机扫描注册
观看操作视频
一书一码

北京科学技术出版社

图书在版编目（CIP）数据

中药药剂学实验操作技术 / 杨守娟，姚慧敏，董怡主编. — 2版. — 北京：北京科学技术出版社，2020.1

全国药学、中药学类专业实验实训数字化课程建设

ISBN 978-7-5714-0649-3

Ⅰ．①中… Ⅱ．①杨… ②姚… ③董… Ⅲ．①中药制剂学—实验—高等职业教育—教材 Ⅳ．①R283-33

中国版本图书馆CIP数据核字(2019)第290024号

中药药剂学实验操作技术（第2版）

主　　编：杨守娟　姚慧敏　董　怡
策划编辑：曾小珍　张　田
责任编辑：严　丹　周　珊
责任校对：贾　荣
责任印制：李　茗
封面设计：铭轩堂
版式设计：崔刚工作室
出 版 人：曾庆宇
出版发行：北京科学技术出版社
社　　址：北京西直门南大街16号
邮政编码：100035
电话传真：0086-10-66135495（总编室）
　　　　　0086-10-66113227（发行部）0086-10-66161952（发行部传真）
电子信箱：bjkj@bjkjpress.com
网　　址：www.bkydw.cn
经　　销：新华书店
印　　刷：河北鑫兆源印刷有限公司
开　　本：787mm×1092mm　1/16
字　　数：314千字
印　　张：9
版　　次：2020年1月第2版
印　　次：2020年1月第1次印刷
ISBN 978-7-5714-0649-3/R·2714

定　　价：45.00元

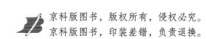

全国药学、中药学类专业实验实训数字化课程建设

总 主 编

张大方
长春中医药大学、东北师范大学人文学院　教授

方成武
安徽中医药大学　教授

张彦文
天津医学高等专科学校　教授

张立祥
山东中医药高等专科学校　教授

周美启
亳州职业技术学院　教授

朱俊义
通化师范学院　教授

马　波
安徽中医药高等专科学校　教授

张震云
山西药科职业学院　教授

编者名单

主　编　杨守娟　姚慧敏　董　怡

副主编　赵　娜　吴　飞　董艳辉

编　者　（以姓氏笔画为序）

车环宇（通化师范学院）

白而力（山西药科职业学院）

孙笑宇（山西药科职业学院）

杨守娟（山东中医药高等专科学校）

吴　飞（亳州职业技术学院）

房玲燕（山东中医药高等专科学校）

赵　娜（东北师范大学人文学院）

赵小燕（山西药科职业学院）

赵威彧（天津医学高等专科学校）

姚慧敏（通化师范学院）

董　怡（天津医学高等专科学校）

董艳辉（通化师范学院）

总前言

为贯彻教育部有关高校实验教学改革的要求，即"注重增强学生实践能力，培育工匠精神，践行知行合一，多为学生提供动手机会，提高解决实际问题的能力"，满足培养应用型人才的迫切需求，我们组织全国 20 余所院校的优秀教师、行业专家启动了"全国药学、中药学类专业实验实训数字化课程建设"项目。

以基本技能与方法为主线，归纳每门课程的共性技术，以制定规范化操作为重点，将典型实验实训项目引入课程之中，这是本套教材改革创新点之一；将不同课程的重点内容纳入综合性实验与设计性实验，培养学生独立工作的能力与综合运用知识的能力，体现了"传承有特色，创新有基础，服务有能力"的人才培养要求，这是本套教材改革创新点之二；在专业课实验实训中设置了企业生产流程、在基础课中设置了科学研究案例，注重课堂教学与生产、科研相结合，提高人才培养质量，改变了以往学校学习与实际应用脱节的现象，这是本套教材改革创新点之三；注重培养学生综合素质，结合每门课程的特点，将实验实训中的应急处置纳入教材内容之中，提高学生的专业安全知识水平与应用能力，将实验实训后的清理工作与废弃物的处理列入章节，增强学生的责任意识与环保意识，这是本套教材改革创新点之四。

该系列实验教材，经过 3 年的使用，反响很好，解决了以往教与学的关键问题，同时也发现有些实验需进一步规范化、有些实验内容需进一步优化。在此基础上，我们开展了对纸质教材配套视频的摄制工作。将纸质教材与教学视频相结合，将更有利于突出实验的可视性，使不同学校充分利用这一教学资源，提高教学质量，这是本教材的又一特点。

教学改革是一项长期的任务，尤其是实验实训教学，更需要在实践中不断探索。对本套教材编写中可能存在的缺点与不足，恳请各位读者在使用过程中提出宝贵意见和建议，以期不断完善。

张大方

2019 年 2 月

前　言

中药药剂学是一门以中医药理论为指导,运用现代科学技术,研究中药药剂的配制理论、生产技术、质量控制与合理应用等内容的综合性应用技术学科。它不仅与中药专业的各门基础课、专业基础课和其他专业课有紧密联系,而且与中成药生产和中医临床紧密相关,是连接中医与中药的纽带,是中药学类专业的主干课程。中药药剂学实验将理论与实践紧密结合,旨在使学生更好地掌握中药药剂学的基本理论与基本操作技能,培养学生严谨的科研作风和较强的动手实践能力。

本教材为"全国药学、中药学类专业实验实训数字化课程建设"项目之一,以基本技能和基本方法为主线,突出实践实训环节,注重学生动手能力与科学思维的培养,将相关实验以案例的形式引入到各个章节中。本教材分为上篇、中篇、下篇三篇。上篇为"中药药剂学基本知识与技能",包括中药药剂学实验室基本要求、中药药剂学基本理论、中药药剂学实验基本技能及实验项目训练、中药前处理操作方法基本训练、中药调剂操作方法基本训练、常用剂型制备工艺基本训练。中篇为"综合性及设计性实验",综合性实验列举了三种剂型(大蜜丸、颗粒剂和口服液)的制备工艺,设计性实验为各种剂型的处方设计与制备。下篇为"实践与应用",包括液体制剂生产实训操作和基本药物剂型操作实验实训方法,选取了3个经典剂型药厂生产案例作为生产实训项目。

本教材的编写得到了山东中医药高等专科学校、天津医学高等专科学校、东北师范大学人文学院、亳州职业技术学院、通化师范学院、山西药科职业学院等单位的大力支持,在此表示衷心的感谢!

本教材实验内容丰富、涉及内容广泛,适合中药学、中药制药学、中药生产与加工等专业的学生使用,也可作为医院药房、相关研究机构、药厂等单位中从事药物制剂开发与研究的科技人员的参考书籍。

限于编者水平有限、编写时间仓促,错误与不足之处在所难免,敬请读者批评指正。

编　者
2019 年 7 月

目　录

上篇　中药药剂学基本知识与技能

第一章　中药药剂学实验室基本要求 ⋯⋯⋯⋯⋯⋯⋯（3）

　第一节　中药制剂及制剂技术概况 ⋯⋯⋯⋯⋯⋯⋯（3）

　第二节　中药制剂实验室安全常识 ⋯⋯⋯⋯⋯⋯⋯（3）

第二章　中药药剂学基本理论 ⋯⋯⋯⋯⋯⋯⋯⋯⋯（5）

　训练一　药物的增溶与助溶 ⋯⋯⋯⋯⋯⋯⋯⋯⋯（5）

　训练二　物料的吸湿性及吸湿速度的测定 ⋯⋯⋯⋯（8）

第三章　中药药剂学实验基本技能及实验项目训练 ⋯（11）

　第一节　中药药剂学实验的基本操作技术 ⋯⋯⋯⋯（11）

　第二节　原始记录的记录方法及要求 ⋯⋯⋯⋯⋯⋯（13）

第四章　中药前处理操作方法基本训练 ⋯⋯⋯⋯⋯（15）

　第一节　中药前处理操作方法基本知识 ⋯⋯⋯⋯⋯（15）

　第二节　中药前处理操作方法代表性训练项目 ⋯⋯（20）

　训练三　酊剂与流浸膏剂的制备 ⋯⋯⋯⋯⋯⋯⋯（20）

　训练四　糖浆剂、煎膏剂的制备 ⋯⋯⋯⋯⋯⋯⋯（21）

第五章　中药调剂操作方法基本训练 ⋯⋯⋯⋯⋯⋯（24）

　第一节　中药调剂操作方法基本知识 ⋯⋯⋯⋯⋯⋯（24）

　第二节　审查处方及调配处方实训 ⋯⋯⋯⋯⋯⋯⋯（25）

第六章　常用剂型制备工艺基本训练 ⋯⋯⋯⋯⋯⋯（28）

　训练五　真溶液型液体制剂的制备工艺 ⋯⋯⋯⋯⋯（28）

　训练六　胶体溶液型液体制剂的制备工艺 ⋯⋯⋯⋯（29）

　训练七　混悬液型液体制剂的制备工艺 ⋯⋯⋯⋯⋯（31）

　训练八　乳浊液型液体制剂的制备工艺 ⋯⋯⋯⋯⋯（33）

　训练九　注射剂的制备工艺 ⋯⋯⋯⋯⋯⋯⋯⋯⋯（36）

　训练十　散剂的制备工艺 ⋯⋯⋯⋯⋯⋯⋯⋯⋯⋯（38）

　训练十一　颗粒剂的制备工艺 ⋯⋯⋯⋯⋯⋯⋯⋯（40）

　训练十二　片剂的制备工艺 ⋯⋯⋯⋯⋯⋯⋯⋯⋯（41）

　训练十三　丸剂的制备工艺 ⋯⋯⋯⋯⋯⋯⋯⋯⋯（44）

　训练十四　胶囊剂的制备工艺 ⋯⋯⋯⋯⋯⋯⋯⋯（46）

　训练十五　软膏剂的制备工艺 ⋯⋯⋯⋯⋯⋯⋯⋯（49）

训练十六　栓剂的制备工艺 ………………………………………………（51）

训练十七　手工皂的制备工艺 ……………………………………………（52）

训练十八　艾绒、艾炷的制备工艺 ………………………………………（55）

训练十九　膜剂的制备工艺 ………………………………………………（56）

中篇　综合性及设计性实验

第七章　药物剂型的选择原则 ……………………………………………（61）

第八章　综合性实验 ………………………………………………………（63）

训练二十　大山楂丸的制备工艺 …………………………………………（63）

训练二十一　抗感颗粒的制备工艺 ………………………………………（67）

训练二十二　元胡止痛口服液的制备工艺 ………………………………（71）

第九章　设计性实验 ………………………………………………………（75）

训练二十三　各种剂型的处方设计与制备 ………………………………（75）

下篇　实践与应用

第十章　液体制剂生产实训操作 …………………………………………（83）

训练二十四　液体制剂生产车间的标准操作流程 ………………………（83）

第十一章　基本药物剂型操作实验实训方法 ……………………………（92）

第一节　维生素 C 注射液制备技能实训 …………………………………（92）

第二节　六味地黄丸(浓缩丸)生产工艺规程 ……………………………（116）

第三节　黄连上清丸(大蜜丸)生产工艺规程 ……………………………（121）

附录　药物制剂的常用辅料 ………………………………………………（131）

上 篇
中药药剂学基本知识与技能

第一章　中药药剂学实验室基本要求

第一节　中药制剂及制剂技术概况

中药制剂工作的核心是应用现代医药学理论、现代制剂技术，制备安全、有效、稳定、经济、使用方便的制剂，最大限度发挥药物的疗效，提高人们的健康水平。

中药制剂的发展可分为 4 个时代：第一代制剂为普通制剂，包括注射剂、片剂、胶囊剂、软膏剂、栓剂等；第二代制剂为缓释制剂，也称长效制剂；第三代制剂为控释制剂；第四代制剂为靶向制剂。目前，已广泛开展了包合技术、固体分散技术、微型包囊技术、纳米技术、缓释控释技术等制剂新技术研究并用于制剂的生产，当今中药制剂也正在向速效、高效、长效、剂量小、毒性小、副作用少、定时、定位、定速、使用方便的智能化给药系统方向发展。

中药制剂技术是按照我国《药品管理法》《药品生产质量管理规范》(GMP)等法规要求，进行中药制剂生产的综合性应用技术。药物新剂型和新技术的研究开发，离不开优质、新颖的药用辅料和先进的制剂生产设备。目前，我国新发现的药用辅料在不断增多，制剂生产设备也在朝着机械化、自动化、联动化、程控化、智能化和 GMP 化方向不断发展。

第二节　中药制剂实验室安全常识

一、实验室常用试剂保管安全常识

(一)常用试剂的规格

化学试剂的门类很多，世界各国对化学试剂的分类和分级的标准不尽相同。国际标准化组织(ISO)近年来已陆续建立了很多种化学试剂的国际标准。我国化学药品的等级是按杂质含量的多少来划分的，如表 1-1 所示。

表 1-1　我国化学药品的等级

等级	名称	英文名称	符号	适用范围	标签标志
一级试剂	优级纯、保证试剂	guaranteed reagent	GR	纯度很高,适用于精密分析工作和科学研究工作	绿色
二级试剂	分析纯	analytical reagent	AR	纯度仅次于一级品,适用于一般定性定量分析工作和科学研究工作	红色
三级试剂	化学纯	chemically pure	CP	纯度较二级差一些,适用于一般定性分析工作	蓝色
四级试剂	实验试剂	laboratory reagent	LR	纯度较低,适用于做实验辅助试剂及一般化学制备	棕色或其他颜色

(二)试剂的保管

试剂保管不当,会变质失效,不仅造成浪费,甚至会引起事故。一般的化学试剂应保存在通风良好、干净、干燥的房间里,以防止被水分、灰尘和其他物质污染。同时,应根据试剂的不同性质而采取不同的保管方法。

配制溶液注意事项

(1)分析实验所用的溶液应用纯水配制,容器应用纯水洗 3 次以上。有特殊要求的溶液应事先做纯水的空白值检验。

(2)溶液要用带塞的试剂瓶盛装。见光易分解的溶液要装于棕色瓶中。挥发性试剂、见空气易变质及放出腐蚀性气体的溶液,瓶塞要严密。浓碱液应用塑料瓶装,如装在玻璃瓶中,要用橡皮塞塞紧,不能用玻璃磨口塞。

(3)每瓶试剂溶液必须有标明名称、浓度和配制日期的标签,标准溶液的标签还应标明标定日期、标定者。

(4)配制硫酸、磷酸、硝酸、盐酸等溶液时,都应把酸倒入水中。对于溶解时放热较多的试剂,不可在试剂瓶中配制,以免发生炸裂。

(5)用有机溶剂配制溶液时(如配制指示剂溶液),有时有机物溶解较慢,应不时搅拌,可以在热水浴中温热溶液,不可直接加热。易燃溶剂要远离明火使用,配制有毒有机溶剂应在通风橱内操作,配制溶液的烧杯应加盖,以防有机溶剂蒸发。

(6)要熟悉一些常用溶液的配制方法。

(7)不能用手接触腐蚀性及有剧毒的溶液。剧毒溶液应做解毒处理,不可直接倒入下水道。

二、实验室安全防护知识

(1)进入实验室应穿长袖长裤衣服,穿不露脚面的鞋。长头发的同学须将头发扎起。

(2)做制剂实验应佩戴口罩、手套。

(3)做完实验要关闭水、电、煤气、窗户。

第二章 中药药剂学基本理论

训练一 药物的增溶与助溶

【实验目的】

(1)掌握增溶与助溶的基本原理与基本操作。

(2)熟悉影响药物增溶与助溶的因素。

(3)熟悉常见的增溶剂与助溶剂。

【实验原理】

增溶与助溶是中药药剂学中增加难溶性药物在水中溶解度的常用方法。增溶是指某些难溶性药物在表面活性剂的作用下,在溶剂中的溶解度增大并形成澄明溶液的过程。具有增溶能力的表面活性剂称为增溶剂,被增溶的物质称为增溶质。胶束的形成是增溶作用的基础。表面活性剂浓度达到临界胶束浓度以上,溶质的溶解度才显著提高。因此,表面活性剂浓度越大,形成的胶束越多,难溶性药物溶解得越多,增溶量越大。当以水为溶剂溶解药物时,增溶剂的最适亲水亲油平衡值(HLB 值)为 15～18。常用的增溶剂为聚山梨酯类和聚氧乙烯脂肪酸酯类。药物的增溶作用受诸多因素影响,如增溶剂的性质、增溶质的性质、增溶温度、增溶质的加入顺序等。

助溶是指难溶性药物与加入的第 3 种物质在溶剂中形成可溶性络合物、复盐或缔合物,以增加药物在溶剂中溶解度的过程。这第 3 种物质称为助溶剂。助溶剂可溶于水,多为低分子化合物,形成的络合物多为大分子。常用的助溶剂主要分为两大类:一类是某些有机酸及其钠盐,如苯甲酸钠、水杨酸钠、对氨基苯甲酸等;另一类是酰胺类化合物,如尿素、烟酰胺、乙酰胺等。助溶的机制比较复杂,许多环节至今尚未阐释清楚,因此,关于助溶剂的选择尚无明确的规律可循,一般只能根据药物的性质选用与其能形成水溶性络合物、复盐或缔合物的物质。

布洛芬($C_{13}H_{18}O_2$,M＝206.28)为白色结晶性粉末,在乙醇、丙酮、三氯甲烷或乙醚中易溶,在水中几乎不溶。碘(I_2,M＝253.8)为紫黑色,是有光泽的固体,碘易溶解于三氯甲烷、四氯化碳、二硫化碳等有机溶剂中,并形成紫色溶液,但微溶于水。茶碱($C_7H_8N_4O_2 \cdot H_2O$,M＝198.18)为白色结晶性粉末,在乙醇或三氯甲烷中微溶,在水中极微溶,在乙醚中几乎不溶,在氢氧化钾溶液或氨溶液中易溶。本实验以布洛芬、碘、茶碱为模型药物,采用增溶、助溶的方法提高药物的溶解度。

【实验材料】

(1)设备与器皿:恒温水浴锅、紫外分光光度计、微孔滤膜过滤器。

(2)药品与材料:布洛芬、碘、茶碱、聚山梨酯-20(Tween-20)、聚山梨酯-40(Tween-40)、聚山梨酯-80(Tween-80)、碘化钾、聚乙烯吡咯烷酮(聚维酮,PVP)、乙二胺、烟酰胺。

【实验内容】

(一)增溶剂对难溶性药物的增溶作用

1. Tween-80 及其加入顺序对布洛芬增溶的影响   分别称取布洛芬 4 份,每份 50mg。

(1)量取蒸馏水 50ml 于 100ml 烧杯中,加布洛芬 1 份,反复搅拌 2 分钟,放置约 20 分钟,观察并记录布洛芬的溶解情况。

(2)量取蒸馏水 50ml 于 100ml 烧杯中,加 Tween-80 3g,搅拌均匀后,加布洛芬 1 份,反复搅拌 2 分钟,放置约 20 分钟,观察并记录布洛芬的溶解情况。

(3)量取蒸馏水 50ml 于 100ml 烧杯中,加布洛芬 1 份,混匀,加 Tween-80 3g,反复搅拌 2 分钟,放置约 20 分钟,观察并记录布洛芬的溶解情况。

(4)取布洛芬 1 份于 100ml 烧杯中,加 Tween-80 3g,混匀,加蒸馏水 10ml,反复搅拌 2 分钟,再加入蒸馏水 40ml,搅拌均匀,放置约 20 分钟,观察并记录布洛芬的溶解情况。

注意事项

(1)操作中各项条件应尽可能保持一致,如加药量、搅拌时间等。

(2)增溶操作中,样品搅拌后应放置一段时间,以利于药物充分进入胶团。

---

2. 聚山梨酯的种类及温度对布洛芬增溶的影响

(1)称取 Tween-20 和 Tween-40 各 6g,分别置于 200ml 烧杯中,加入蒸馏水 100ml,搅拌均匀后,分别取 50ml 置于 100ml 干燥烧杯中,分别加布洛芬 50mg,反复搅拌 2 分钟,放置约 20 分钟,用 $0.45\mu m$ 微孔滤膜滤过,取滤液 0.5ml,以蒸馏水稀释并定容至 100ml,于波长 222nm 下测吸光度,分别计算药物溶解度(空白对照液的配制:分别取上述剩余的不含布洛芬的 Tween-20 和 Tween-40 溶液,用 $0.45\mu m$ 微孔滤膜滤过,精密量取续滤液 0.5ml 置于 100ml 容量瓶中,用蒸馏水稀释至刻度,混匀)。

(2)称取 Tween-80 9g 置于 250ml 烧杯中,加蒸馏水 150ml,搅拌均匀后,量取两份 50ml 溶液,分别置于干燥的小烧杯中,各加布洛芬 50mg,分别于室温、55℃恒温条件下反复搅拌 2 分钟,放置 20 分钟,用 $0.45\mu m$ 微孔滤膜滤过,取续滤液 0.5ml 置于 100ml 容量瓶中,并用蒸馏水稀释至刻度,摇匀。同上法分别测定吸光度。计算溶解度并与(1)结果相比较。

操作注意事项同前。

(二)助溶剂对难溶性药物的助溶作用

1. 助溶剂对碘的增溶作用   称取碘适量,研磨成细粉,分别称取碘粉 3 份,每份约 0.2g。

(1)取碘粉 1 份置于小烧杯中,加蒸馏水 20ml,搅拌,观察现象。

(2)称取碘化钾 1g 置于烧杯中,加蒸馏水 20ml,搅拌,然后加入碘粉 1 份,搅拌,观察现象。

(3)称取聚乙烯吡咯烷酮 1g 置于烧杯中,加蒸馏水 20ml,升温搅拌,使溶解,加碘粉 1 份,搅拌,观察现象。

注意事项

注意药品加入顺序。

2. 助溶剂对茶碱的增溶作用　分别称取茶碱 3 份,每份约 0.15g。

(1)取茶碱 1 份置于烧杯中,加蒸馏水 20ml,搅拌,观察现象。

(2)取茶碱 1 份置于烧杯中,加蒸馏水 19ml,搅拌,然后滴加乙二胺约 1ml,搅拌均匀,观察现象。

(3)取茶碱 1 份置于烧杯中,加等量的烟酰胺后,加蒸馏水约 1ml,搅拌,再补加蒸馏水至 20ml,搅拌均匀,观察现象。

注意事项

注意药品加入顺序。

【实验结果与讨论】

(1)说明 Tween-80 及其加入顺序对布洛芬增溶的影响。

(2)将聚山梨酯的种类对布洛芬的增溶作用结果填入表 2-1。

表 2-1　聚山梨酯对布洛芬的增溶作用

药物	表面活性剂	体系的外观状态	溶解度/(g/100ml)
布洛芬	无		0.008
	Tween-20		
	Tween-40		
	Tween-80		

(3)将不同温度下 Tween-80 对布洛芬的增溶作用结果填入表 2-2。

表 2-2　不同温度下 Tween-80 对布洛芬的增溶作用

药物	表面活性剂	溶解度/(g/100ml)	
		室温	55℃
布洛芬	Tween-80		

(4)将不同助溶剂对碘的助溶作用结果填入表 2-3。

表 2-3　不同助溶剂对碘的助溶作用

药物	助溶剂	现象
碘	无	
	碘化钾	
	聚乙烯吡咯烷酮	

(5)将不同助溶剂对茶碱的助溶作用结果填入表 2-4。

表 2-4　不同助溶剂对茶碱的助溶作用

药物	助溶剂	现象
茶碱	无	
	乙二胺	
	烟酰胺	

【思考题】

1. 由实验结果分析与讨论影响水中难溶性药物增溶的主要因素。

2. 由实验结果分析与讨论碘化钾、聚乙烯吡咯烷酮对碘助溶的可能机制。

3. 由实验结果分析与讨论乙二胺对茶碱助溶的可能机制。

训练二　物料的吸湿性及吸湿速度的测定

【实验目的】

(1)掌握空气的相对湿度与药物的临界相对湿度的概念。

(2)掌握水溶性药物和水不溶性药物的吸湿特性。

(3)掌握水溶性或水不溶性药物混合物的吸湿特性。

(4)熟悉吸湿平衡曲线的绘制方法及临界相对湿度的测定方法。

【实验原理】

吸湿性(hydroscopicity)是固体表面吸附水分的现象。药物粉末吸湿后容易发生固结、液化等,导致流动性下降,甚至促进化学反应而降低药物的稳定性。因此,防湿对策是药物制剂研究的重要内容之一。

药物的吸湿性与空气状态有关,药物在较大湿度的空气中容易发生吸湿(吸潮),在干空气中容易发生干燥(风干),直至物料的吸湿与干燥达到动态平衡,此时的含水量称为平衡水分。空气的相对湿度(relative humidity,RH)是空气中水蒸气分压与同温下饱和空气水蒸气分压之比,是反映空气状态的重要参数。绝干空气的相对湿度为 0,饱和空气的相对湿度为100%,通常空气的相对湿度在 0~100%。

药物的吸湿特性可用吸湿平衡曲线来表示,将药物在不同相对湿度下的(平衡)吸湿量对相对湿度做图,即可绘出吸湿平衡曲线。药物的吸湿特性与药物的性质有关。

水溶性药物在相对湿度较低的环境下,几乎不吸湿,而当相对湿度增大到一定值时,吸湿量急剧增加,吸湿量开始急增时的相对湿度称为药物的临界相对湿度(critical relative humidi-ty,CRH)。为了避免药物的吸湿,药物的操作环境和贮存环境必须保持在临界相对湿度以下。

根据 Elder 假说,水溶性药物混合物的 CRH 约等于各成分 CRH 的乘积,而与各成分的量无关。见式(2-1)。

$$CRH_{AB} = CRH_A \cdot CRH_B \tag{2-1}$$

式中,CRH_{AB}为 A 与 B 物质混合后的临界相对湿度;CRH_A 和 CRH_B分别为 A 物质和 B 物质的临界相对湿度。由此可知水溶性药物混合物的 CRH 值比其中任何一种药物的 CRH 值都低,更易于吸湿。

水不溶性药物的吸湿性随着相对湿度的变化而缓慢发生变化,没有临界点。由于平衡水分吸附在固体表面,相当于水分的等温吸附曲线。水不溶性药物混合物的吸湿性具有加和性。

【实验材料】

(1)设备与器皿:分析天平、保干器、恒温箱、称量瓶。

(2)药品与材料。

1)水溶性药物:果糖、葡萄糖、氯化钠、蔗糖、维生素 C、水提取中药粉等,可选择其中 2 种药物进行实验。

2)水不溶性物料:淀粉、微晶纤维素(MCC)、微粉硅胶等。

3)配制各种相对湿度的硫酸或氢氧化钠或氯化钙水溶液。

【实验内容】

(一)绘制水溶性药物及其混合物的吸湿平衡曲线,测定临界相对湿度

测定方法如下。

(1)取适量果糖、葡萄糖、果糖-葡萄糖混合物(1:2),在 40℃干燥箱中干燥 2 小时。

(2)配制相对湿度为 30%、40%、50%、60%、70%、80%、90% 和 100% 的溶液。分别置于一系列保干器内,于 25℃恒温箱中平衡 24 小时以上。

(3)取适量干燥后的样品,分别放入已称重的带盖称量瓶中,轻轻平铺,使样品的厚度约为3mm,盖好瓶盖,称重,打开瓶盖,放入已调好湿度的干燥器内。

(4)恒温保存 24 小时,使被测样品中的水分与空气相对湿度达到平衡,取出称量瓶,盖好瓶盖,精密称重,求出增加的重量,计算平衡含水量 %(g/g)。

以相对湿度为横坐标,以平衡含水量为纵坐标做图,即可得到样品的吸湿平衡曲线。

(5)在吸湿平衡曲线上,吸湿量突然上升时的相对湿度即为药物的临界相对湿度。

(二)绘制水不溶性药物及其混合物的吸湿平衡曲线

测定方法如下。

(1)取适量淀粉、微晶纤维素、淀粉-微晶纤维素混合物(1:2),在 40℃干燥箱中干燥 2 小时。

(2)~(5)操作同上。

注意事项

(1)放入称量瓶的样品不宜过厚,以使物料与空气充分均匀地接触,达到平衡。

(2)不同湿度下,样品平衡需要的时间不同,物料不同,平衡所需时间不同,有时甚至需要几日。在给定相对湿度下增重(或减重)不变时为平衡状态。本实验恒温保持 24 小时的目的是为了简化实验。

(3)平衡含水量的测定。样品干燥后视其为绝干物品,增重即为平衡吸湿量。平衡水分含量是增重量除以样品吸湿后的总重(绝干物料 + 平衡吸湿量)。称重时尽量快速进行。也可用水分测定仪直接测平衡水分含量。

【实验结果与讨论】

(一)各种物料平衡水分的测定结果

将各种物料平衡水分的测定结果记录于表 2-5 和表 2-6 中。

表 2-5　各种水溶性药物在不同的空气相对湿度下的平衡水分含量　　单位：g/g

	空气相对湿度							
	30%	40%	50%	60%	70%	80%	90%	100%
果糖								
葡萄糖								
果糖-葡萄糖								

表 2-6　各种水不溶性药物在不同的空气相对湿度下的平衡水分含量　　单位：g/g

	空气相对湿度							
	30%	40%	50%	60%	70%	80%	90%	100%
淀粉								
微晶纤维素								
淀粉-微晶纤维素								

(二)绘制物料的吸湿平衡曲线

绘出上述 6 种药物的吸湿平衡曲线。

(三)讨论

(1)水溶性药物及其混合物、水不溶性药物及其混合物的吸湿平衡曲线有什么特征？临界相对湿度分别有何变化？

(2)为什么说具有临界相对湿度是水溶性物质的固有特征？

【思考题】

1. 为什么只有水溶性药物才具有临界相对湿度？

2. 相对湿度和临界相对湿度的区别是什么？

3. 测定吸湿平衡曲线时需要注意什么？为什么？

4. 根据药物的吸湿特性，说明在生产过程中对环境的湿度有何要求。

第三章

中药药剂学实验基本技能及实验项目训练

第一节 中药药剂学实验的基本操作技术

一、实验内容

(一)实验材料与设备

1. 实验材料 微晶纤维素(或淀粉)、乙醇、蒸馏水。
2. 设备器皿 托盘天平、扭力天平、投药瓶、滴管、量筒(100ml、10ml)。

(二)实验部分

1. 称取练习

(1)感量测定。

1)分别平衡托盘天平与扭力天平,使指针指在零点。

2)在左盘或右盘上添加砝码,使指针恰好偏动一个分格。此砝码重即为该天平空皿时的感量。

(2)托盘天平与扭力天平的称重比较。

1)检查天平各部分的灵活性及是否呈平衡状态,调整指针使之停于零点。

2)取 100g(或 200g)托盘天平,称取感量重、20 倍感量重和 40 倍感量重的滑石粉各 1 份,并以扭力天平校对。

(3)托盘天平空皿与载重时感量的比较。取 100g(或 200g)托盘天平,在左右盘上各添加相同重量的砝码 100g(或 200g),平衡天平,使指针指在零点,再在左盘或右盘上添加砝码,使指针恰好偏动一个分格,记录砝码重量,并与空皿时的感量比较。

2. 量取练习

(1)在 100ml(或 60ml)的投药瓶中加水到 90ml(或 50ml)刻度处,再将水倒入 100ml 量筒中,记录实际体积。

(2)不同液体的滴量比较及滴管的垂直与倾斜滴量比较。将滴管洗净后套上橡皮球,吸取蒸馏水,然后垂直持滴管捏橡皮球(用力均匀),使液滴缓慢滴出(每分钟 60～80 滴),收集于 10ml 量筒中,每次收集 3ml,记录滴数,重复操作 3 次;将滴管倾斜 45°同上操作,记录每次收集 3ml 蒸馏水的滴数。再以 70% 乙醇溶液作为测定液体,重复上述蒸馏水的实验操作,将测定结果填入表格中,并计算不同液体及不同滴落方式每毫升液体的平均滴数。

二、实验结果与讨论

(一)称取练习

1. 托盘天平的性能测定及称重比较

(1)感量测定。空皿时天平的感量为_____ mg。

(2)托盘天平与扭力天平的称量比较,结果见表 3-1。

表 3-1　不同天平的称重实验结果比较

称量	托盘天平称重	扭力天平称重	相对百分误差/%
感量重			
20 倍感量重			
40 倍感量重			

2. 托盘天平空皿与载重时感量的比较　结果见表 3-2。

表 3-2　托盘天平空皿与载重时感量实验结果

空皿时感量	载重时感量	
	100g	200g

(二)量取练习

1. 量杯与投药瓶容量的比较　投药瓶_____ ml,量杯_____ ml,相对误差_____ %。

2. 不同液体的滴量比较及滴管的垂直与倾斜滴量比较　结果见表 3-3。

表 3-3　不同液体、滴管倾斜方式对滴量的影响

液体	方法	收集 3ml 液体的滴数				平均每毫升液体滴数
		第 1 次	第 2 次	第 3 次	平均	
蒸馏水	垂直滴落					
	倾斜 45°滴落					
70% 乙醇	垂直滴落					
	倾斜 45°滴落					

由以上结果分析不同液体和不同滴落方式产生的液体体积不同的原因。

三、思考题

1. 什么是感量?简述感量、称重与相对误差的关系。

2. 以 ±5% 作为允许误差范围,计算你所使用的托盘天平和扭力天平的最小称量是多少?

3. 某药师试图在感量 10mg 的扭力天平上称取 10mg 的阿托品,试计算可产生的误差,并予以评论。

4. 在不同液体及不同滴落方式条件下,每毫升液体的滴数为何不同?影响每毫升液体滴数的因素有哪些?

5. 配制 0.01％ 乙二胺四乙酸(EDTA)二钠溶液 50ml 需加入 2％ 的 EDTA 二钠溶液几滴?(已知某滴管滴 2％ 的 EDTA 二钠溶液 40 滴相当于 1ml。)

6. 根据感量随载重量的变化,分析在同一天平上称量轻、重两种药品,其相对误差哪个大?

7. 是否可用投药瓶量取液体药物配制处方?为什么?

第二节 原始记录的记录方法及要求

一、原始记录的书写要求

实验记录的基本要求:真实、及时、准确、完整,防止漏记和随意涂改。不得伪造、编造数据。

(一)实验记录的内容

实验记录的内容通常应包括实验名称、实验目的、实验时间、实验材料、实验环境、实验方法、实验过程、实验结果、结果分析和实验人员等内容。

1. **实验名称** 每项实验开始前应首先注明课题名称和实验名称,需保密的课题可用代号表示。

2. **实验目的** 说明本次实验修改了哪些变量,要达到什么样的目的。

3. **实验时间** 每次实验须按年月日顺序记录实验时间。

4. **实验材料** 实验仪器设备名称、型号;原辅料的名称、生产厂家、规格、批号及有效期。

5. **实验环境** 根据实验的具体要求,对环境条件敏感的实验,应记录当天的天气情况和实验室的微小气候(如光照、通风、洁净度、温度及湿度等)。

6. **实验方法** 常规实验方法应在首次实验记录时注明方法来源,并简述主要步骤。改进、创新的实验方法应详细记录实验步骤和操作细节。

7. **实验过程** 应详细记录研究过程中的操作、观察到的现象、异常现象的处理及其产生原因、影响因素的分析等。

8. **实验结果** 准确记录定量观察指标的实验数据和定性观察指标的实验变化。

9. **结果分析** 每次(项)实验结果应做必要的数据处理和分析,并有明确的文字小结。

10. **实验人员** 应记录所有参加实验研究的人员。

(二)实验记录本

实验记录本或记录纸应保持完整,不得缺页或挖补;如有缺、漏页,应详细说明原因。

(三)实验记录的书写

(1)实验记录本(纸)竖用横写,用蓝黑墨水或碳素墨水笔书写,不得使用铅笔。实验记录应用字规范,字迹工整。

(2)常用的外文缩写(包括实验试剂的外文缩写)应符合规范。首次出现时必须用中文加以注释。实验记录中属译文的应注明其外文名称。

（3）实验记录应使用规范的专业术语，计量单位应采用国际标准计量单位，有效数字的取舍应符合实验要求。

（4）实验记录不得随意删除、修改或增减数据。如必须修改，须在修改处画一斜线，不可完全涂黑，保证修改后记录能够辨认，并应由修改人签字，注明修改时间及原因。

（5）实验结果无论成败，均应详细记录，失败的应及时总结分析，找出原因，并在原始记录纸上注明。

（四）图片、照片

实验图片、照片应粘贴在实验记录的相应位置上，底片装在统一制作的底片袋内，编号后另行保存。用热敏纸打印的实验记录，须保留其复印件。

（五）实验记录的保存

实验记录应妥善保存，避免水浸、墨污、卷边，保持整洁、完好，无破损，不丢失。

（六）保密制度

原始记录不得携带出实验室外，实验结果未经主管同意不得私自告诉送检者。

二、仪器设备使用记录

设备使用记录应在设备使用完毕后立即书写。

设备使用记录应包含使用日期、仪器状态、工作内容、使用开始时间、使用结束时间、使用人、备注。

第四章　中药前处理操作方法基本训练

第一节　中药前处理操作方法基本知识

中药成分复杂,既含有效成分、辅助成分,又含无效成分、组织物等杂质,故处方药料一般需经粉碎、过筛、混合、浸提、纯化、浓缩、干燥等前处理工艺,以除去大部分杂质或制成中间体,为进一步制成不同剂型的制剂奠定基础。前处理方法的选择和操作条件的控制对制剂的安全性、稳定性、均一性和有效性等有较大的影响,在实验设计和实验进行时必须予以足够的重视。

一、粉碎、过筛与混合

(一)粉碎

粉碎是借机械力将大块固体物质碎成适宜程度的碎块或细粉的操作过程。粉碎方法应根据药料的性质和使用要求而选择。药料多采用干法粉碎,即将药料的含水量降低到 5% 以下,以增加药料的脆性,便于粉碎。但矿物类药物(如朱砂、珍珠、炉甘石)和一些非极性晶体物质(如樟脑、薄荷脑、冰片、麝香)需采用湿法粉碎。一般性药料多采用混合粉碎,但氧化性与还原性强的药物、贵细药、毒剧药应单独粉碎。当处方中含有大量黏性物料时应采用"串料法"粉碎,而当处方中含有大量油脂性药物时应采用"串油法"粉碎。实际应用时,熟悉粉碎器械的性能、特点和适用范围十分重要。如乳钵适用于少量结晶性药物的粉碎与混合。铁研船适用于粉碎质地松脆、不易吸湿及不与铁作用的药物。柴田式粉碎机粉碎能力强、细粉率高,而且对含黏软、油润、纤维及坚硬等各类药物均有较大的适应能力。万能粉碎机因发热,故不适用于粉碎含有大量挥发性和黏性成分的药物。球磨机既适用于干法粉碎,也能用于湿法粉碎。流能磨能达到超细、无菌、低温粉碎的效果。

(二)过筛

过筛可使粉末分等,且粒度较均匀,以满足不同的制剂需要。过筛应选用适宜筛号的药筛。《中华人民共和国药典》(以下简称《中国药典》)规定了 9 种规格的药筛,制药工业习惯以"目"表示筛号和粉末的粗细,即以每英寸(2.54cm)有多少个孔来表示,筛目数越大药粉越细。应记住制药工业中常用的药筛规格与筛号的关系,其中一、二、五、六、七、九号筛分别相当于10、24、80、100、120、200 目筛。

过筛药粉须干燥,操作中应不断振动,且药粉量须适当,过多或过少均会影响过筛效率。

(三)混合

混合是保证复方制剂含量均匀一致的重要操作方法。常用的混合方法有搅拌混合、过筛混合、研磨混合。具体操作时还应该根据药物的性质和各成分量的比例采用恰当的混合原则，如各组分比例相差悬殊时应采用"等量递增"（又称"配研"）的原则；如各组分的色泽相差悬殊时应采用"打底套色"（又称"套研"）的原则。混合常用的器械有槽型混合机、V 形混合筒、双螺旋锥形混合机等。

粉碎、过筛与混合的基本训练在散剂中（见第六章训练十）具体实施。

二、浸提

浸提是指用适宜的溶媒和方法将药效成分从中药材中提取出来的方法。浸提溶媒对浸提效果有显著影响，应选择对有效成分溶解度大、对无效成分溶解度小或不溶，且安全无毒、价廉易得的溶媒。常用水或不同浓度的乙醇。水浸出范围广，但选择性差、无效成分多，给后处理带来麻烦，且没有防腐功能，某些成分还易水解而变质。乙醇可溶解某些水溶性成分，也可溶解某些非极性成分，故应用比较广泛。氯仿、乙醚等非极性溶媒多用于有效成分的纯化。常用的浸提方法有煎煮法、浸渍法、渗漉法、回流法、水蒸气蒸馏法、超临界流体萃取法等。

（一）煎煮法

煎煮法系将药材加水煎煮以提取药效成分的方法。适用于有效成分能溶于水，且对湿、热稳定的药材。尽管该法浸提杂质较多，且药液易霉败、变质，但因其符合中医传统用药习惯，溶剂安全价廉，至今仍为应用最广泛的传统浸提方法。操作时取规定的药材，按要求加工粉碎，置适宜的煎器中，加水浸没药材，浸泡适宜时间后，加热至沸，保持微沸浸出一定时间，分离煎出液，药渣依前法煎煮数次，至煎液味淡薄为止，收集各次煎出液，再制成规定的制剂。大批量中药常用多功能提取罐，实验室少量制备多用不锈钢锅等。

（二）浸渍法

浸渍法系将原药材粗粉置于浸渍容器中，加入定量的溶媒，在常温或温热条件下浸泡一定时间，以提取药效成分的一种静态浸提方法。适用于黏性药材、新鲜及易膨胀的药材、价格低廉的芳香性药材，不适用于贵重药材、毒性药材及高浓度的制剂的制备。因浸渍法属于静态浸提，浸提时间较长，故浸提溶媒多为蒸馏酒或不同浓度的乙醇，应密闭加盖并定期搅拌。根据浸渍的温度和次数可分为常温浸渍、加热浸渍和重浸渍。

（三）渗漉法

渗漉法系将原料湿润后放入特制的渗漉器内，从上方连续加入新溶媒，使其渗过粉柱而自下部流出浸提液的动态浸提方法。该法浸出效果优于浸渍法，且省去了药渣分离的操作，故尤其适于贵重药、毒剧药和高浓度的制剂。但因操作要求较高，故不适用于黏性药材、新鲜及易膨胀的药材的提取。其操作步骤为：粉碎药材（中粗粉）→湿润（均匀、充分膨胀）→装筒（松紧适宜，不超 2/3 量）→排气（排尽粉粒间空气）→ 浸渍（溶媒高出药面，浸泡 24 小时以上）→收集渗滤液。除单渗漉法外，还有重渗漉法、逆流渗漉法、加压渗漉法等。

（四）回流法

回流法系指用乙醇等挥发性有机溶媒提取药效成分，加热溶媒挥发，冷凝又流回提取器，直到有效成分被提取完全的方法。该法浸提溶媒可循环使用，尤其是回流冷浸法（如索氏提取器），浸提溶媒还可不断自动更新，但由于有效成分受热时间较长，故不适用于含热敏性成分的药材。

(五)水蒸气蒸馏法

水蒸气蒸馏法系基于道尔顿定律,将含有挥发性成分的药材加水或通水蒸气共同蒸馏,使挥发性成分随水蒸气一并流出,从而使油水分离的一种浸提方法。主要用于挥发油的提取。如果药材中既含有挥发性成分,又含有非挥发性成分,可采用水蒸气蒸馏法和煎煮法,即"双提法"。

(六)超临界流体萃取法

超临界流体萃取法(SFE)系指利用超临界流体浸出药效成分的一种新技术。超临界流体是指处于临界温度(Tc)和临界压力(Pc)以上的一种流体,这种流体的密度与液体相似,而黏度与气体相当,其扩散系数比液体大 100 倍,故超临界流体对许多物质有很强的溶解能力。常用的超临界流体物质是二氧化碳(CO_2),且当压力与温度恢复常压与常温时,溶解在 CO_2 流体中的成分立即与气态 CO_2 分离,又可达到分离的目的。由于该技术提取效率高而又节约能源,故在中药成分提取分离研究中的应用日益广泛。

三、纯化

纯化是为去除杂质,减少服用剂量,提高疗效,增加制剂稳定性及便于成型,中药浸提液必须进行纯化。纯化方法较多,应根据浸提液的性质选用。目前常用水提醇沉法、醇提水沉法、透析法、聚酰胺吸附法、吸附澄清法、超滤法、盐析法等。必要时可综合应用 2 种以上的方法。下面简述最常用的几种纯化方法。

(一)水提醇沉法

水提液加醇,沉淀除去难溶于醇的杂质(大分子亲水性成分,如多糖、蛋白质等)。当乙醇浓度达到 $60\%\sim70\%$ 时,除鞣质、树脂等外,其他水溶性杂质已基本上沉淀而除去。

操作时将中药水提液浓缩至 $1:1\sim1:2(ml/g)$,药液放冷后,边搅拌边缓慢加入乙醇使达到规定含醇量,密闭冷藏 $24\sim48$ 小时,滤过,滤液回收乙醇,得到精制液。

(二)醇提水沉法

醇提液加水,沉淀除去水不溶性杂质(如树脂、色素等)。用于提取水溶性杂质较多的药材。本原理及操作与水提醇沉法基本相同,只是需耗用大量乙醇,成本较高,但其后处理较水提醇沉法相对容易。

(三)超滤法

超滤法是膜分离技术在中药提取分离中的具体运用,是一种新兴的应用技术。在超滤时,由于超滤膜上存在极小的筛孔,能将大孔径的大分子物质如鞣质、蛋白质、颗粒状杂质等无效成分截留,使溶剂和小分子物质(多为有效成分)通过,而达到精制目的。超滤法具有在分离过程中无相变化、能耗低、可在常温下操作等特点,尤其适合热敏性物质的分离。

常用的高分子膜有醋酸纤维素膜(CA 膜)、聚砜膜(PS 膜)等。通常选用截留蛋白质分子量为 $10000\sim30000$ 的膜孔范围,用于中药注射剂的制备。

(四)吸附澄清法

在中药浸出液中加入一定量的澄清剂,利用其可降解某些高分子杂质,降低药液黏度,或能吸附、包合固体微粒等特性来加速药液中悬浮粒子的沉降,经滤过去除沉淀物而获得澄清药液的方法。常用的澄清剂有壳聚糖、101 果汁澄清剂、ZTC1+1 天然澄清剂等。

（五）大孔吸附树脂法

大孔吸附树脂自 20 世纪 80 年代初开始用于中草药化学成分的分离,利用大孔树脂多孔结构和选择性吸附功能,从水溶液中选择吸附有机物质,再经洗脱回收达到分离纯化的目的。大孔树脂具有多种品种与规格,可选择性地吸附不同成分,应用时要结合所含成分的特性,研究确定大孔树脂的类型、型号、粒度、柱高与直径比、药液上样量、洗脱剂浓度与用量等工艺参数。

（六）明胶沉淀法

此法主要用于除去注射液中的鞣质。其原理为:明胶是一种蛋白质,与鞣质在水溶液中能形成不溶性的鞣质蛋白,因而可除去鞣质,该反应在 pH 值 4.0～5.0 时最灵敏。在中药水煎浓缩液中,加入 2%～5% 明胶溶液,至不产生沉淀为止,静置、滤过,除去沉淀,滤液浓缩后,加乙醇,使含量达到 75% 以上,以除去过量明胶。如药效成分为黄酮类和蒽醌类成分,可用改良明胶沉淀法,以降低对药效成分的吸附。即水煎液浓缩,加入 2%～5% 明胶后稍经放置,无须滤过再加入乙醇至含醇量达 70%～80%,静置过夜,滤过,即得。

（七）醇溶液调 pH 值法（碱性醇沉法）

此法主要用于除去注射液中的鞣质。其原理为:将中药的水煎液浓缩,加入乙醇,使其含醇量达 80% 或更高,冷处放置,滤除沉淀后,用 40% 氢氧化钠调至 pH 值为 8,此时鞣质生成钠盐且不溶于乙醇而析出,经放置,即可滤过除去。需要注意的是:醇浓度与 pH 值越高,除鞣质效果越好。但有些酸性成分也会被除掉,故醇溶液调 pH 值不宜超过 8。

四、浓缩

浓缩是中药制剂原料成型前处理的重要操作,中药材经浸提后得到浸出液,为满足后续工序的要求,往往需将浸出液进行浓缩,以提高溶液中的溶质浓度。蒸发是药液浓缩常用的重要手段。蒸发是指溶液受热,借汽化作用从溶液中除去溶剂而达到浓缩的过程。倘若需要收集挥散的蒸气(如乙醇等有机溶媒),则称为蒸馏。蒸发方法较多,常用的有常压蒸发、减压蒸发与薄膜蒸发。

（一）常压蒸发

常压蒸发系指在 1 个大气压下进行蒸发的方法。凡有效成分耐热而溶剂又无燃烧性、无毒与无害、无经济价值者均可采用此法蒸发。实验室中常用蒸发皿,大量生产中常用敞口可倾式夹层锅。

（二）减压蒸发

使药液在减压条件下蒸发的过程,又称为真空蒸发。减压蒸发能防止或减少热敏性成分的破坏,加速蒸发速度,还可回收挥发性溶剂。使用时必须严格遵守操作规程,适当控制真空度和温度,使药液保持适当的沸腾状态。浓缩完毕,应先关闭热源和真空泵,打开放气阀门,恢复常压后,放出浓缩液。

（三）薄膜蒸发

薄膜蒸发系指使药液在蒸发中形成薄膜、增大汽化表面而加快蒸发的方法。薄膜蒸发具有热传递快而均匀、蒸发过程受热时间短、能较好地避免料液过热现象等优势,故适用于蒸发处理热敏性料液。薄膜蒸发常用的设备有升膜式蒸发器、降膜式蒸发器、刮板式薄膜蒸发器、离心式薄膜蒸发器等多种。其中升膜式蒸发器适用于蒸发量较大、热敏性、黏度适中和易产生泡沫的料液。降膜式蒸发器与前述的升膜式蒸发器相似,不同点是料液从顶端引入,适用于浓度较高、黏度较大的药液,对热敏性药液的蒸发较升膜式更为有利。刮板式薄膜蒸发器依靠高速旋转的刮板转子强制将料液刮拉成膜状流动,传热系数高、料液停留时间短,适于高黏度、易结垢、热敏性药液的浓缩。离心式薄膜蒸发器是借助旋转离心力,将料液分布成均匀薄膜而进行蒸发的一种高效蒸发器,适用于高热敏性物料的浓缩。

五、干燥

干燥是利用热能除去湿物料中存在的水分或其他液体,得到固体干燥物的过程。干燥实际上就是在一定条件下,湿物料中的表面水分首先很快蒸发除去,然后内部水分连续扩散到表面继续汽化。故凡是影响水分表面汽化速率和内部扩散的因素,如被干燥物料的性状,干燥介质的温度、湿度、流速、干燥速度与干燥方法、干燥压力等均可影响干燥速率和效果。干燥方法与设备很多,应根据制剂要求和实验条件酌情选用。

(一)接触干燥

接触干燥系指湿物料直接与加热面接触而进行干燥的方法。常用设备有鼓式干燥器,适用于中药浸膏的干燥和膜剂的制备。

(二)对流干燥

对流干燥系由热空气将热量以对流方式传给与其接触的湿物料,将其中的水分汽化并由气流带走而干燥的操作。主要通过控制气流的温度、湿度和流速来达到干燥的目的。适用于各类物料的干燥或干热灭菌。常用的设备有干燥箱、烘房等。

(三)真空干燥

真空干燥系指在密闭容器中抽去空气而进行干燥的方法,又称为减压干燥。真空干燥具有干燥温度低、速度快、避免污染和氧化变质、产品疏松易粉碎等特点。适用于热敏性或高温下易氧化物料的干燥。

(四)沸腾干燥

沸腾干燥是应用流化技术用于湿粒状物料如片剂、颗粒剂的干燥方法。沸腾干燥具有传热系数大、干燥速率较高、干燥产品较均匀、物料处理量大等优点,但热能消耗大,设备清洗麻烦。

(五)喷雾干燥

喷雾干燥是应用流化技术用于液体物料干燥的良好方法。喷雾干燥具有干燥速度快、干燥时间短、避免物料受热变质等优点,特别适用于热敏性物料的干燥。产品质量良好,还具有疏松性、分散性和速溶性均好等特点。但喷雾干燥器传热系数小,热效率低,设备体积庞大,干燥时物料易发生黏壁现象。喷雾干燥器在药物制剂生产中应用广泛,特别适用于热敏性物料及易氧化物料的干燥。

(六)冷冻干燥

冷冻干燥又称为升华干燥,是利用冰的升华性能,使物料中的水分由固体冰升华而被除去,物质本身剩留在冻结时的冰架中的干燥技术。冷冻干燥在冷冻、真空条件下进行干燥,适用于耐热性极差的物品,如血清、血浆、疫苗等生物制品及中药粉针剂、止血海绵剂的干燥。

(七)微波干燥

微波是频率为 300MHz～300GHz 的电磁波。微波干燥的原理是将湿物料置于高频电场内,湿物料中的极性分子(水分子)在微波电场的作用下反复极化、变动与转动,产生剧烈的碰撞与摩擦,将微波电场中所吸收的能量变成了热能,物料本身被加热而干燥。微波干燥器具有加热迅速、干燥速度快、干燥时间短、穿透能力强、干燥均匀、产品质量好等优点。但缺点是设备费用高、耗电量大、产量小以及有可能因微波泄漏而对人体造成伤害。

其他如吸湿干燥、远红外干燥等干燥方法在制剂生产中亦有较多应用,其相关内容可参阅相关文献内容。

第二节　中药前处理操作方法代表性训练项目

训练三　酊剂与流浸膏剂的制备

【实验目的】

(1)掌握酊剂与流浸膏剂的制备方法及操作要点。

(2)掌握浸渍法、渗漉法等浸出方法的操作方法及操作注意事项。

【实验原理】

酊剂系指饮片用规定浓度的乙醇提取或溶解而制成的澄清液体制剂,也可用流浸膏剂稀释制成。酊剂可用浸渍法、渗漉法、溶解法和稀释法制备。

流浸膏剂系指饮片用适宜的溶剂提取,蒸去部分溶剂,调整至规定浓度而制成的制剂。除另有规定外,流浸膏剂用渗漉法制备,渗漉时应先收集药材量的 85% 的初漉液另器保存,续漉液经低温浓缩后与初漉液合并,调整浓度至规定标准,静置,取上清液分装,即得。也可用浸膏剂稀释制成。

【实验材料】

土槿皮、远志、乙醇、氨溶液等。

【实验内容】

(一)土槿皮酊

[处方]　土槿皮 20g、乙醇(80%)适量,制备量为 100ml。

[制法]　取土槿皮粗粉,置广口瓶中,加 80% 乙醇 100ml,密闭浸渍 3～5 日,时常振摇或搅拌,滤过,残渣压榨,滤液与压榨液合并,静置 24 小时,滤过,自滤器上添加 80% 乙醇使成 100ml,搅匀,滤过,即得。

酊剂的制备

[功能主治]　杀菌。治足癣。

[用法用量]　外用,将患处洗净擦干,涂于其上,1～2 次/日。

注意事项

(1)本品所用原料土槿皮以粗粉为宜,若粉末过细则滤过较困难。

(2)在浸渍期间,应注意时常振摇或搅拌,为提高浸提效率,可采用重浸渍法。

(二)远志流浸膏

[处方]　远志(中粉)100g、浓氨溶液适量、乙醇(60%)加至100ml。

[制法]　取远志,按渗漉法制备。用60%乙醇做溶剂,浸渍24小时,以每分钟1～3ml的速度缓缓渗漉,收集初漉液85ml,另器保存。继续渗漉,等有效成分完全漉出,收集续漉液,在60℃以下浓缩至稠膏状,加入初漉液,混合后滴加浓氨溶液适量使呈微碱性,并有臭氨味,再加60%乙醇稀释使成100ml,静置,使澄清,滤过,即得。

流浸膏的制备

[功能主治]　祛痰药。用于咳痰不爽。

[用法用量]　口服,1次0.5～2ml,1日1.5～6ml。

注意事项

(1)远志含有酸性皂苷和远志酸,在水中渐渐水解而产生沉淀,因此,加适量氨溶液使成微碱性,可以延缓苷的水解,而产生沉淀。

(2)装渗漉筒前,应先用溶剂将药粉润湿。装筒时应注意分次投入,逐层压平,松紧适度,切勿过紧、过松。投料完毕用滤纸或纱布覆盖,加几粒干净碎石以防止药材松动或浮起。加溶剂时宜缓慢,并注意使药材间隙不留空气,渗漉速度以1～3ml/min为宜。

(3)药材粉碎程度与浸出效率有密切关系。对组织疏松的药材,选用其粗粉浸出即可;而质地坚硬的药材,则可选用中粉或粗粉。粉末过细可能导致较多量的树胶、鞣质、植物蛋白等黏稠物质浸出,对主药成分的浸出不利,且使浸出液与药渣分离困难,不易滤清,使产品混浊。

(4)收集85%初漉液,另器保存。因初漉液有效成分含量较高,可避免加热浓缩而导致成分损失和乙醇浓度改变。

(5)本品为棕色的液体。

【思考题】

1. 常用的浸出方法有哪些?各有何特点?

2. 比较浸渍法与渗漉法的异同点。操作中各应注意哪些问题?

3. 比较酒剂与酊剂的异同点。

4. 渗漉法制备流浸膏为何要收集85%初漉液,另器保存?

训练四　糖浆剂、煎膏剂的制备

【实验目的】

(1)掌握糖浆剂、煎膏剂的制备方法及炼糖方法。

(2)正确判断糖浆剂与煎膏剂的质量。

【实验原理】

(1)糖浆剂系指含有提取物的浓蔗糖水溶液。除另有规定外,糖浆剂的含糖量应不低于45%(g/ml)。单纯的蔗糖近饱和水溶液称为"单糖浆",含糖量为85%(g/ml)。糖浆剂根据其组成和用途不同,可分为3类,即单糖浆、药用糖浆、芳香糖浆。根据药物性质,糖浆剂的配制方法有 3 种,即热溶法、冷溶法、混合法。

(2)煎膏剂系指饮片用水煎煮,取煎煮液浓缩,加炼蜜或糖(或转化糖)制成的半流体剂型。煎膏剂药物浓度高、体积小、稳定性好、便于服用。

【实验材料】

蔗糖、红糖、益母草、蒸馏水等。

【实验内容】

(一)单糖浆

[处方] 蔗糖 42.5g、蒸馏水适量,制备量为 50ml。

[制法] 取蒸馏水 25ml,煮沸,加入蔗糖,搅拌溶解后,加热至 100℃,沸后趁热用脱脂棉滤过,自滤器上添加适量热蒸馏水,使成 50ml,混匀,即得。

[作用与用途] 有矫味、助悬作用。常用于配制液体制剂的矫味剂或制备含药糖浆,亦可做片剂、丸剂包衣的黏合剂。

注意事项

(1)本品为蔗糖的近饱和溶液,为无色或淡黄色黏稠液体,含蔗糖85%(g/ml)或64.74%(g/g)。25℃时相对密度为 1.313。

(2)原料蔗糖应选用洁净的无色或白色干燥结晶品。盛装本品的容器和用具洗净后应干热灭菌,以防染菌。

(3)本品可用热溶法制备,也可用冷溶法制备,热溶法制得的成品因含转化糖,长期贮存后,色泽易变深,所以制备时加热温度不宜过高,时间不宜过长,以防蔗糖焦化或转化,而色泽加深,影响产品的质量。加热不仅能加速蔗糖溶解,还可杀灭蔗糖中的微生物、凝固蛋白,使糖浆易于保存。

(4)趁热灌装时,应将密塞瓶倒置放冷后,再恢复直立,以防水蒸气冷凝成水珠存于瓶颈,致使糖浆发酵变质。本品应密闭,在 30℃以下避光保存。

(二)益母草膏

[处方] 益母草 100g、红糖 30g。

[制法] 取益母草洗净切碎,置锅中,加水 1000ml 煎煮,滤过,滤液浓缩成相对密度 1.21~1.25(80%)的清膏。称取红糖,加糖量一半的水及 0.1% 的酒石酸,加热至熔化,滤除杂质,继续加热,保持微沸 3~5 分钟,至呈金黄色,泡发光亮,滴在桑皮纸上不显水迹时,加入上述清膏,继续浓缩至规定的相对密度,即得。

益母草膏的制备

[功能主治] 活血调经。用于闭经、痛经及产后瘀血腹痛。

[用法用量] 口服,1 次 10g,1 日 1~2 次。

注意事项

(1)本品为棕黑色稠厚的半流体,气微,味苦、甜。

(2)本品 10g,加水 20ml 稀释后,相对密度应为 1.10~1.12。

(3)炼糖时加入 0.1% 酒石酸的目的是为了促使蔗糖转化,若蔗糖转化率不当,可导致煎膏出现"返砂"现象。

【思考题】

1. 混合法制备糖浆剂的混合方式是什么？
2. 煎膏剂中炼糖的目的是什么？

第五章　中药调剂操作方法基本训练

第一节　中药调剂操作方法基本知识

中药调剂是调剂人员根据中医师处方将中药饮片或制剂调配成药剂供患者使用的操作过程。中药调剂操作规程一般为:审查处方→计价收费→调配→复核→包装、发药。下面分述各项注意事项。

一、审查处方

审查处方是中药配方的第一步,是保证用药安全有效、防止差错事故的有效措施。

(1)患者姓名、性别、年龄、单位或住址、处方日期、医师签名等是否填写清楚。

(2)药名书写是否清楚、正确,有无错误或笔误、重开或遗漏等,是否为"急诊"处方。

(3)药品剂量是否有误,毒性药品、麻醉药品、精神药品及儿童用药的剂量尤需特别注意。

(4)有无配伍禁忌和不合理用药,如十八反、十九畏及妊娠禁忌等。

(5)有无需特殊处理的药品,有无缺药,脚注是否清楚,调配有无困难等。

(6)处方中"自费药"是否开自费处方。

审方中一旦发现问题,应立即与医师联系,问明原因,商定解决办法,决不可随意处理。

二、计价收费

处方经审查无误后应进行药剂价格计算,并填写在处方的药价栏内。

三、调配

调配是中药配方操作的重要环节,必须对照处方,集中精力、严肃认真地进行,不要凭记忆操作,以防差错事故发生。

(一)对戥

调配前必须对戥。称量药物时,须以试戥时的平衡度为准。

(二)调配

按处方剂数多少及药物剂量大小选择适宜的包药纸或盛药胶片等,整齐平铺于调剂台上,然后从处方首味开始,依次逐味准确称取,按剂分量,至全部药物配齐。要求称得准、分得匀、不漏配、无错味。配剂处方时须注意以下事项。

处方调配

(1)配方取药时应执行"三三制",即药名、标签与实物三次核对,用量、戥秤刻度与砝码三次核对,以防差错。

（2）为了使一方多剂分量均匀,配药时须采用等量递减,逐剂复戥的原则。配方称量应力求准确,一般要求实际称量总和与处方总量的误差不得超过 5%,毒性药及贵重药品称量误差不得超过 1%。

（3）药物称量多按处方上的药名排列顺序进行,倒药时应从包药纸一角依次排列、逐味间隔将药分放,不可乱掺一堆,以便于核对检查。

（4）配方时应看懂脚注。凡处方中注明"先煎""后下""另煎""冲服"等特殊煎服法的药物,必须单药另包、注明用法。

（5）配方时须区分并开药物的品种、规格和剂量,如在并开药名后注有"各"字,即表示每味药各按处方量称取;若并开药名后无注或注有"合"字,则表示每味药按处方量的半量或三分之一量称取。

（6）处方中指定的炮制药味没有制备品及需处理的"药拌",如"朱砂拌""青黛拌"等,应临时炮制,不得随意替代或马虎从事。

（7）凡处方中注明"捣碎"者,如矿石、贝壳、种仁和未经切片的根及根茎类药物,都应用铜冲捣碎后入煎。

（8）药房未备之"药引",如酒、甘蔗汁、葱白、鲜芦根等,应嘱患者自备,并在处方上标明。

（9）处方中附有入煎剂的丸、散等,应另包注明用法用量。

（10）药物称量后应立即将药斗关好,以免其他药物撒落;瓶装药应立即将瓶塞盖好,以免"张冠李戴"。

（11）一张处方未调配完时决不能调配第二张处方,以免混淆。

（12）急诊处方应优先调配。

（13）保持调剂室的工作台、容器、用具等整齐清洁。

四、核对发药

核对发药是中药配方操作的最后一道程序,是减少差错、防止事故的重要环节,须严格执行处方核对制度。

第二节　审查处方及调配处方实训

一、审查处方实训

审核下列处方,指出处方中的不恰当之处并说明。

××××医院处方笺				
科别:内科　门诊号:078	姓名:×××　性别:男　年龄:42 岁			
日期:	临床诊断:支气管炎,痰热壅肺			
Rp.				
山药 12g	白术 12g	陈皮 9g	丁香 9g	杏仁 9g
二母 20g	麦冬 12g	罂粟壳 9g	郁金 9g	蕺菜 9g
				配 3 剂
				1 日 1 剂,水煎服
医师:××	配方人:	核对人:		药价:¥

审查处方实训效果按表 5-1 进行评价。

表 5-1　审查处方实训效果评价(100 分)

考核内容	技能要求	分值	得分
处方	指出处方前记中缺项	10	
	将中药别名改为正名	20	
	识别并开药名,正确标注药名及剂量	20	
	识别毒性中药或麻醉中药超剂量,指出正确用量范围和用法	20	
	指出处方中配伍禁忌	20	
	指出处方后记中缺项	10	
成绩		100	

二、调配处方实训

调配下列处方(表 5-2),做到操作规范,动作熟练,10 分钟内完成一方三剂(每方 10 味药)的调配任务。

表 5-2　调配处方实训内容

序号	处方	调剂备记
处方 1	二活 24g 坤草 9g 桑寄生 10g 益智仁 12g 制川乌 6g 国老 9g 麦冬 30g 女贞子 10g 木瓜 12g	
处方 2	淡竹叶 3g 蔓荆子 9g 丹皮 9g 二芍 24g 川军 9g 决明子 12g 山药 10g 甘草 9g 郁金 18g	
处方 3	焦栀子 10g 石膏 30g 桑白皮 9g 瓜蒌根 10g 坤草 9g 旋覆花 3g 茜草 6g 木瓜 12g 二冬 24g	

调配处方实训效果按表 5-3 进行评价。

表 5-3　调配处方实训效果评价(100 分)

考核内容	技能要求	分值	得分
准备	再审方,确认无"相反""相畏"药物等	2	
	调剂台面整洁,不摆放与调剂无关的杂物。称量工具(如戥子、药盘、天平等)清洁干净	4	
	处方置左边,用鉴方压住;盛药盘或包装纸摆放在处方右边	4	
	清洁调剂工具	2	
	校戥	3	

(续　表)

考核内容	技能要求		分值	得分
称取饮片	戥称使用方法	左手虎口、示指、中指夹持戥杆,无名指、小指拢住戥绳	5	
		右手拉斗、抓药,放入戥盘内,不撒药	5	
		右手拇指和示指提戥毫,左手稍离开戥杆,举至齐眉,戥杆水平	5	
		左手持戥,右手推斗、托盘、倒药	5	
	按处方药味所列顺序称取		5	
	一方多剂的处方按"等量递减、逐剂复戥"原则分剂量		5	
药味排放	按处方药味所列顺序逐味摆放,不相互压盖,不可混放一堆(注意:体积松泡的饮片可先称,黏度大的饮片应后称)		5	
处方应付及脚注处理	准确将别名改写成正名正字,并开药调配规范		6	
	无以生代制、生制不分现象,无伪劣饮片		3	
	需捣碎的饮片,称取后放入冲筒内捣碎后再称量分剂量		6	
	需临时炮制加工的饮片,称取生品后交专人依法炮制		2	
	需特殊处理的饮片,分剂量后单包并写上药名、用法再放入群药包内		6	
	有鲜药时,分剂量后单包并注明药名、用法,不与群药同包		2	
核对	按处方要求自查,确认无误		3	
	在处方相应位置签名,交复核人员复核		2	
剂量误差	每一剂的重量误差应控制在 ±5% 以内,单包(包括毒剧药)不能超过 ±1%		10	
时间	10分钟内完成一方三剂(每方10味药)的调配任务		10	

第六章　常用剂型制备工艺基本训练

训练五　真溶液型液体制剂的制备工艺

【实验目的】

(1)建立中药溶液剂的模拟情景。

(2)掌握薄荷水的制备方法及操作要点。

(3)能进行中药溶液剂的一般质量检查。

【实验原理】

真溶液型液体制剂又称低分子溶液剂,系指小分子药物以分子或离子形式分散在溶剂中制成的均匀分散的液体制剂,简称真溶液。常见剂型有溶液剂、芳香水剂、甘油剂、醑剂等。

【实验材料】

(1)设备与器皿:普通天平、量杯、量筒、烧杯、玻璃漏斗、磨塞小口玻璃瓶、玻璃棒、试剂瓶等。

(2)药品与材料:碘、碘化钾、薄荷油、滑石粉、蒸馏水等。

【实验内容】

(一)薄荷水的制备

[处方]　薄荷油 0.2ml,滑石粉 1.5g,蒸馏水加至 100ml。

[制法]　称取精制滑石粉 1.5g,置干燥乳钵中,将薄荷油 0.2ml加到滑石粉上,充分研匀。量取蒸馏水 70ml,分次加到乳钵中,先加少量,研匀后再逐渐加入其余部分的蒸馏水,每次都要研匀,最后留下少量蒸馏水。将上述混合液移至有塞玻璃瓶中,余下的蒸馏水将研钵中的滑石粉冲洗入玻璃瓶,加塞用力振摇 10 分钟,用湿润过的滤纸反复滤过,直至滤液澄明。再自滤器上添加蒸馏水至 100ml,摇匀,即得。

薄荷水的制备

[功能主治]　芳香矫味剂与祛风药,用于胃肠胀气或用作分散媒。

[质量检查]　外观为无色澄明液体,具薄荷香气。

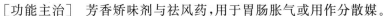

注意事项

(1)因挥发油和挥发性物质在水中的溶解度均很少(约0.05％),为了增加其溶解度,必须尽可能增加溶质与水的接触面积,因此一般多采用振摇法和加分散剂法制备芳香水剂。

(2)常用的固体分散剂有滑石粉、滤纸浆等,液体分散剂有乙醇和Tween-80等。制备时加固体分散剂不仅可增加溶质与水的接触面积,且可在滤器上形成滤床,起助滤作用,吸附多余的挥发油及杂质,使溶液澄明。

(3)本品亦可用增溶法制备。即薄荷油2.0ml,Tween-80 12g,纯化水加至1000ml。还可用增溶-复溶剂法制备。即取薄荷油2.0ml,加Tween-80 20g,90％乙醇溶液600ml,纯化水加至1000ml。

(4)加精制滑石粉作分散剂时,研磨时间不宜过长,以免滑石粉过细,而使溶液反复滤过才能澄明。

(二)复方碘溶液的制备

[处方]　碘5g、碘化钾10g,蒸馏水加至100ml。

[制法]　取碘化钾置容器中,加蒸馏水约10ml,搅拌使溶解,加入碘,随加随搅拌,使溶解后,再加蒸馏水至全量,混匀,即得。

[功能主治]　为甲状腺激素合成的原料,用于预防和治疗地方性甲状腺肿、甲状腺功能亢进术前准备及甲状腺危象。

[质量检查]　外观为深棕色澄明溶液,有碘特臭。

注意事项

(1)碘具有强氧化性、腐蚀性和挥发性,称取时可用玻璃器皿或蜡纸,不宜用纸衬垫,不应直接置于天平托盘上称量,以防腐蚀天平;称取后不宜长时间露置空气中;切勿接触皮肤与黏膜。

(2)碘难溶于水(1:2950),故加碘化钾作助溶剂,以增大其溶解度。制备时,为使碘迅速溶解,宜先将碘化钾加适量蒸馏水溶解,然后加入碘溶解。碘化钾与碘生成易溶于水及醇的络合物,其结合形式为$I_2 + KI \longrightarrow KI_3$。

(3)碘溶液具氧化性,应贮存于密闭玻璃塞瓶内,不得直接与木塞、橡胶塞及金属塞接触。为避免被腐蚀,可加一层玻璃纸衬垫。

(4)内服时用水稀释5～10倍,以减少刺激性。

训练六　胶体溶液型液体制剂的制备工艺

【实验目的】

(1)掌握高分子溶液剂的制备方法及操作要点。

(2)了解胶体溶液的性质及影响其稳定性的因素。

【实验原理】

胶体溶液型液体制剂系指具有胶体微粒的固体药物或高分子化合物分散在溶剂中的液体制剂。分散相质点以多分子聚合体(胶体微粒或胶团)形式分散的胶体溶液,称为溶胶,也称疏水胶体,属于非均匀分散体系;以单分子(高分子化合物)形式分散形成的胶体溶液,也称亲水胶体,属于均匀分散体系。亲水胶体与水亲和力较大,故不需特殊处理在水中即能自动溶解;疏水胶体的制备有两种方法,即将大的固体物料变成胶粒范围的称为分散法,将小分子或离子物料变成胶粒范围的称为凝聚法。

【实验材料】

(1)设备与器皿:普通天平、量杯、量筒、烧杯、水浴锅、玻璃漏斗、磨塞小口玻璃瓶、玻璃棒、试剂瓶等。

(2)药品与材料:胃蛋白酶、稀盐酸、单糖浆、橙皮酊、羟苯乙酯醇溶液(5%)、蒸馏水、结晶紫、乙醇、羧甲基纤维素钠(CMC-Na)、甘油等。

【实验内容】

(一)胃蛋白酶合剂

[处方] 胃蛋白酶(1:3000)1.5g、稀盐酸 1.0ml、单糖浆 5.0ml、橙皮酊 1.0ml、羟苯乙酯醇溶液(5%) 0.5ml,蒸馏水加至 50.0ml。

[制法] 取约 40ml 蒸馏水加稀盐酸、单糖浆,搅匀,缓缓加入橙皮酊、羟苯乙酯醇溶液,随加随搅拌,然后将胃蛋白酶撒布在液面上,待其自然膨胀溶解后,再加蒸馏水使成 50ml,轻轻搅拌混匀,分装,即得。

胃蛋白酶合剂

[功能主治] 本品为助消化药,可消化蛋白质。用于缺乏胃蛋白酶或病后消化功能减退引起的消化不良。

[用法用量] 饭前服,1 次 10ml,1 日 3 次。

注意事项

(1)胃蛋白酶吸湿性强,称取时操作要迅速,称好后及时分次撒在液面上,不宜长时间露置于空气中。

(2)配制时,稀盐酸应先用纯化水尽量稀释,因 pH 值是影响胃蛋白酶活性的主要原因之一,若酸性过强可破坏其活性。

(3)溶解胃蛋白酶时,最好是将其撒于含适量稀盐酸的纯化水面上,放置使其自然膨胀胶溶,不得用热水溶解或加热助溶,以防失去活性。也不能强力搅拌,及用脱脂棉、滤纸滤过,否则对其活性及稳定性均有影响。

(4)本品不稳定,久置易减效,故不宜大量制备,宜新鲜制备。

(二)羧甲基纤维素钠胶浆

[处方] 羧甲基纤维素钠 2.5g、甘油 30ml、羟苯乙酯醇溶液(5%)2ml,蒸馏水加至 100ml。

[制法] 取羧甲基纤维素钠撒布于盛有适量蒸馏水的烧杯中,使其自然溶胀,然后稍加热使其完全溶解,将羟苯乙酯醇溶液、甘油加入到烧杯中,最后补加蒸馏水至全量,搅拌均匀,

即得。

[质量检查]　外观为无色黏稠的液体。

> **注意事项**
>
> (1)羧甲基纤维素钠为白色纤维状粉末或颗粒,在冷水、热水中均能溶解,但在冷水中溶解缓慢,配制时,可先将羧甲基纤维素钠撒在水面上,切忌立即搅拌,使其慢慢自然吸水充分膨胀后,再加热即溶解。否则会因搅拌而形成团块,使水分子难以进入,导致难以溶解制成溶液。若先用甘油研磨而分散开,再加水时则不结成团块,会很快溶解;或先用少量乙醇湿润羧甲基纤维素钠,再加水溶解则更为方便。
>
> (2)处方中加甘油可以起保湿、增稠和润滑作用。本品 pH 值为 5～7 时黏度最高。
>
> (3)羧甲基纤维素钠遇阳离子型药物及碱土金属、重金属盐会产生沉淀,故不宜用季铵盐类和汞类防腐剂。

(三)结晶紫溶液

[处方]　结晶紫 1g、乙醇 10ml、纯化水适量,制备量为 100ml。

[制法]　取结晶紫 1g 置于小量杯中,加入乙醇 10ml 搅拌溶解,取纯化水约 60ml,缓缓加入结晶紫的乙醇溶液,边加边搅拌,用余下的纯化水分次冲洗小量杯,洗液并入结晶紫溶液中,添加纯化水至 100ml,即得。

[功能主治]　外用消毒防腐。用于防治皮肤黏膜化脓性感染及治疗口腔、阴道真菌感染。

[用法用量]　取适量涂于患处。

[工艺分析]　结晶紫的相对分子质量并不大,但在水中能形成缔合分子,大小达到胶粒范围,属于胶体溶液。结晶紫在水中的溶解度为 1:30～1:40,不但溶解缓慢,且易结块,而在乙醇中为 1:10,故制备时,可先用乙醇润湿或溶解。

> **注意事项**
>
> 配制时不宜剧烈搅拌,否则会结块而长时间不易溶解。

训练七　混悬液型液体制剂的制备工艺

【实验目的】

(1)掌握混悬型液体制剂的一般制备方法。

(2)熟悉按药物性质选用合适的稳定剂。

(3)掌握混悬型液体制剂的质量评价方法。

【实验原理】

混悬剂(又称混悬液、悬浊液)系指难溶性固体药物以微粒($>0.5\mu m$)形式分散在液体分散介质中形成的分散体系。

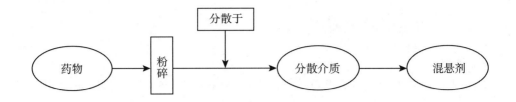

【实验材料】

(1)设备与器皿：量筒、量杯、烧杯、试管、乳钵、木夹、洗瓶、表面皿、托盘天平。

(2)药品与材料：氧化锌、50%甘油、甲基纤维素(MC)、西黄蓍胶、蒸馏水、沉降硫、硫酸锌、樟脑醑、甘油、羧甲基纤维素钠。

【实验内容】

(一)氧化锌混悬剂的制备及沉降容积比的测定

〔处方〕 见表6-1。

混悬剂的制备

表6-1 氧化锌混悬剂各处方

处方号	氧化锌/g	50%甘油/ml	甲基纤维素/g	西黄蓍胶/g	蒸馏水加至/ml
1	0.5				10
2	0.5	6.0			10
3	0.5		0.1		10
4	0.5			0.1	10

〔制法〕 按以下步骤操作。

(1)处方1、2的配制。称取氧化锌细粉(过120目筛)，置乳钵中，分别加0.3ml蒸馏水或甘油研成糊状，再各加少量蒸馏水或余下甘油研磨均匀，最后加蒸馏水稀释并转移至10ml刻度试管中，加蒸馏水至刻度。

(2)处方3的配制。称取甲基纤维素0.1g，加入蒸馏水研成溶液后，加入氧化锌细粉，研成糊状，再加蒸馏水研匀，稀释并转移至10ml刻度试管中，加蒸馏水至刻度。

(3)处方4的配制。称取西黄蓍胶0.1g，置乳钵中，加几滴乙醇润湿均匀，加少量蒸馏水研成胶浆，加入氧化锌细粉，以下操作同处方3的配制。

(4)沉降容积比的测定。将上述4个装有混悬液的试管，塞住管口，同时振摇相同次数(或时间)后放置，分别记录5、10、30、60、90分钟沉降物的高度，计算沉降体积比。绘制各处方的沉降曲线(加甘油作助悬剂，会出现两个沉降面，这是因为甘油对小粒子的助悬效果好，而对大粒子的助悬效果差，观察时应同时记录两个沉降体积)。

(二)复方硫磺洗剂的制备

〔处方〕 硫酸锌3g、沉降硫3g、樟脑醑25ml、甘油10ml、羧甲基纤维素钠0.5g、纯化水适量，共制成100ml。

〔制法〕 取沉降硫置乳钵中，加甘油研磨成细糊状，将硫酸锌溶于20ml水中，另将羧甲基纤维素钠用20ml水制成胶浆，在搅拌下缓缓加入乳钵中，移入量器中，搅拌下加入硫酸锌溶液,搅匀,在搅拌下以细流加入樟脑醑,加蒸馏水至全量,搅匀,即得。

　　[质量评定]　沉降体积比的测定:将配制好的混悬液置于100ml的具塞量筒中,密塞,振摇1分钟,记录混悬液的初始高度H_0,再分别将放置5、10分钟的沉降物高度H_u记录于表6-2中。按式"沉降体积比$F = H_u/H_0$",计算各个放置时间的沉降体积比。记入表6-2中。以沉降体积比F为纵坐标,时间t为横坐标,绘制沉降曲线图,发现:沉降体积比为0~1,其数值越大,混悬剂越稳定。

表6-2　混悬液的沉降体积比

时间/min	沉降高度/cm	沉降体积比
0		
5		
10		

　　[功能主治]　外用混悬剂,具有保护皮肤、抑制皮脂分泌、轻度杀菌与收敛作用,主要用于痤疮、酒渣鼻。

　　[用法用量]　取适量涂于脸部,轻揉肌肤,如正常洗脸一样,3~5分钟后,用水冲洗即可。

> **注意事项**
> 　　(1)硫磺因加工方法不同,分为升华硫、沉降硫、精制硫三种。其中以沉降硫的颗粒为最细,故本处方选用沉降硫为佳。
> 　　(2)硫磺为强疏水性药物,不被水湿润但能被甘油所湿润,故应先加入甘油充分湿润研磨,再与其他药物混悬均匀。
> 　　(3)加入樟脑醑时,应以细流缓缓加入水中并不断搅拌,以防止析出樟脑结晶。
> 　　(4)硫磺颗粒表面易吸附空气而形成气膜,聚集浮于液面上。加入羧甲基纤维素钠可增加分散媒的黏度,并能吸附在微粒周围形成保护膜,从而使本品处于稳定状态。

【思考题】
　　1. 解释氧化锌混悬剂与硫磺洗剂在处方及工艺上的差异?
　　2. 影响混悬剂稳定性的因素有哪些?
　　3. 优良的混悬剂应达到哪些质量要求?
　　4. 混悬剂的制备方法有哪几种?

训练八　乳浊液型液体制剂的制备工艺

【实验目的】
　　(1)掌握乳剂的几种制备方法。
　　(2)比较不同乳化方法对乳滴大小的影响。
　　(3)熟悉乳剂类型的鉴别方法。

【实验原理】

乳剂是指互不相溶的两相液体经乳化而形成的非均相液体分散体系。乳剂的制备方法主要有：干胶法、湿胶法、新生皂法、机械法。

干胶法制备乳剂的工艺流程如下。

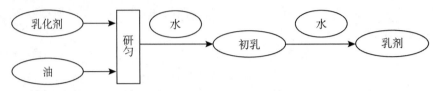

湿胶法制备乳剂的工艺流程如下。

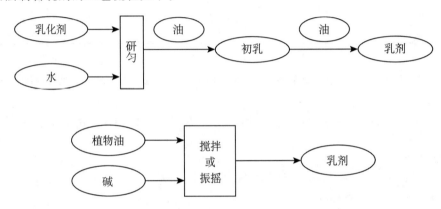

新生皂法制备乳剂的工艺流程如下。

【实验材料】

(1)设备与器皿：瓷乳钵、天平、烧杯、锥形瓶、试管、载玻片、盖玻片、显微镜、试管、滴管、量筒、组织捣碎机等。

(2)药品与材料：液体石蜡、阿拉伯胶、纯化水、氢氧化钙溶液、花生油(或其他植物油)、苏丹红、亚甲蓝等。

【实验内容】

(一)鱼肝油乳的制备

[处方] 鱼肝油50ml、阿拉伯胶(细粉)12.5g、西黄蓍胶(细粉)0.4g、挥发杏仁油0.1ml、糖精钠0.01g、三氯甲烷0.2ml、纯化水适量，共制成100ml。

[制法]

1. 干胶法 取鱼肝油和阿拉伯胶粉置于干燥乳钵中，研匀后，一次加入纯化水25ml，迅速向同一方向研磨，直至形成稠厚的初乳，再加糖精钠水溶液、挥发杏仁油、三氯甲烷、西黄蓍胶浆与适量纯化水使成100ml，搅匀，即得。

2. 湿胶法 先将阿拉伯胶粉与水混合制成胶浆，再将油相分次小量加入，在乳钵中研磨乳化使成初乳(所用的油、水、胶比例为4:2:1)，再添加其余成分至足量。

[功能主治] 维生素类药，主要用于维生素A缺乏症、维生素D缺乏症。用于夜盲症、骨软化症、佝偻病。

[用法用量]　口服，1次10～30ml，1日3次。

[工艺分析]　阿拉伯胶为乳化剂，西黄蓍胶为辅助乳化剂，可增加分散媒的黏度，提高乳剂的稳定性。挥发杏仁油、糖精钠作矫味剂。三氯甲烷作防腐剂。

注意事项

制备时容器应洁净、干燥，油、水、胶的比例应准确，研磨时向同一方向；干胶法应将比例量的水一次性加入并迅速研磨至形成初乳；湿胶法应将油相分次小量加入，边加边研磨至形成初乳。

(二)液体石蜡乳的制备

[处方]　见表6-3。

表6-3　液体石蜡乳处方　　　　　　　　　　　　单位：ml

处方号	液体石蜡	阿拉伯胶	纯化水加至
1	12	4	30
2	6	2	30

[制法]　按以下步骤操作。

(1)干胶法。将阿拉伯胶粉置干燥乳钵中，加入液体石蜡，稍加研磨，使胶粉分散后，加纯化水，不断研磨至发生噼啪声，形成稠厚的乳状液，即成初乳，再加纯化水适量研匀，即得。

(2)湿胶法。取纯化水适量置乳钵中，加入阿拉伯胶研匀成胶浆后，分次加入液体石蜡，迅速向同一方向研磨，至制成稠厚的初乳。然后加入适量纯化水，使成30ml，搅匀，即得。

(3)取样镜检，与下文机械分散法比较乳剂乳滴的大小。

(三)石灰搽剂的制备

[处方]　氢氧化钙溶液3ml、花生油3ml。

[制法]　取氢氧化钙溶液与花生油置试管中，用力振摇至乳剂形成，即得。

(四)机械分散法制备乳剂

(1)按"液体石蜡乳"项下处方，取液体石蜡、阿拉伯胶和纯化水共置组织捣碎机中，以8000～12000r/min的速度匀化2分钟（匀化1分钟，停机1分钟，再匀化1分钟），即得。

(2)取样镜检，比较两种方法制备的乳剂乳滴的大小。

(五)乳剂类型鉴别

1. 稀释法　取试管2支，分别加入液体石蜡乳和石灰搽剂各1滴，再加入纯化水约5ml，振摇、翻转数次，观察混合情况，并据此判断乳剂类型。

2. 染色法　将液体石蜡乳和石灰搽剂分别涂在载玻片上，分别用油溶性染料苏丹红和水溶性染料亚甲蓝染色，在显微镜下观察并判断乳剂类型。

【实验结果与讨论】

(1)绘制显微镜下乳剂的形态图。

(2)将用不同制备方法制得的乳剂以显微镜法测得的乳滴直径，填于表6-4，并对结果加以分析讨论。

表 6-4　手工法和机械法制备乳剂的粒径测定结果

	手动法	机械分散法
粒径/μm		

（3）将乳剂类型鉴别实验结果填于表 6-5。

表 6-5　乳剂类型鉴别实验现象和结果

乳剂名称	染色法		稀释法稀释情况	乳剂类型
	内相染色情况	外相染色情况		
鱼肝油乳				
液体石蜡乳（干胶法）				
液体石蜡乳（湿胶法）				
石灰搽剂				

注：内外相染色情况栏中填入能否染色及被何种染色剂染色。

【思考题】

1. 影响乳剂稳定性的因素有哪些？
2. 乳化剂有哪几类？制备乳剂时应如何选择乳化剂？
3. 干胶法与湿胶法的特点是什么？

训练九　注射剂的制备工艺

【实验目的】

（1）掌握制备中药注射剂常用的提取与精制的方法：水蒸气蒸馏法、双提法、水醇法、醇水法等。

（2）掌握制备中药注射剂的制备工艺过程及其操作要点。

（3）熟悉空安瓿与垂熔玻璃容器的处理方法。

（4）熟悉中药注射剂的质量检查。

【实验原理】

注射剂系指将药物制成的供注入体内的无菌溶液、乳状液和混悬液及供临用前配制成溶液或混悬液的无菌粉末。由于注射剂为直接注入体内，因此相比片剂、胶囊剂、糖浆剂等吸收更为迅速、起效更快。

注射剂的质量要求为无菌、无热原、无可见异物、无毒性、无刺激性、等渗，在贮存期内稳定有效，含量合格，且 pH 值应接近血液 pH 值（一般控制在 pH 值 4～9）。为了达到上述质量要求，在注射剂制备过程中，除生产操作区符合 GMP 要求、操作者严格遵守 GMP 规程外，所用药物、附加剂及溶剂等均须符合《中国药典》中有关注射剂的各项规定。所用处方须采用法定处方，且制备方法应严格遵守拟定的产品生产工艺规程，不得随意更改。

　　注射剂的配液方法包括浓配法和稀配法。注射液经初滤、精滤后,得到半成品,质检合格后应立即灌封。灌封时须按《中国药典》规定适当增加装量,以确保注射剂用量不少于标示量。一般注射剂灌封后必须尽快灭菌,以保证产品无菌合格。常用灭菌方法有热压灭菌法、流通蒸汽灭菌法、煮沸灭菌法及低温间歇灭菌法,应综合注射剂的灌装容量、处方药物的稳定性等因素进行合理选择。

【实验材料】

　　(1)设备与器皿:钢精锅、烧杯、电炉、水浴锅、蒸发皿、锥形瓶、安瓿、酒精喷灯、减压抽滤装置、垂熔玻璃滤器、灌注器、熔封装置、普通天平、澄明度检查装置、热压灭菌器、印字装置等。

　　(2)药品与材料:丹参、板蓝根、柴胡、亚硫酸氢钠、注射用水、乙醇、20％NaOH、氨溶液、Tween-80、苯甲醇、活性炭、pH试纸、滤纸、包装盒等。

【实验内容】

(一)板蓝根注射液

　　[处方]　板蓝根100g、Tween-80 2ml、苯甲醇2ml,注射用水加至200ml。

　　[制法]　取板蓝根100g(以干燥品计),水煎2次,第1次1.5小时,第2次1小时,煎液滤过,滤液于70℃以下减压浓缩至1:1。放冷,在搅拌下,缓缓加入乙醇,使含醇量达60％,静置冷藏沉淀48小时,滤过,回收乙醇,浓缩至1:1,冷藏24小时,滤过,滤液在搅拌下加浓氨水调pH值至7.0～8.0,冷藏24小时,滤过,滤液加热去氨至pH值5.0～6.0,冷藏过夜,滤过,滤液加注射用水至190ml,加Tween-80 2ml、苯甲醇2ml,调pH值至5.0～6.0,再加注射用水至200ml,充分搅匀,用4号垂熔漏斗滤过,灌封,100℃流通蒸汽灭菌30分钟。

　　[功能主治]　清热解毒,凉血利咽,消肿。用于扁桃体炎、腮腺炎、咽喉肿痛、传染性肝炎、小儿麻疹等。

　　[用法用量]　肌内注射,1次2～4ml,1日1～2次;静脉注射,1次2～4ml,1日1～2次。

(二)丹参注射液

　　[处方]　丹参200g、亚硫酸氢钠0.3g,注射用水加至100ml。

　　[制法]

　　1.提取　取丹参饮片200g,加水浸泡30分钟,煎煮2次,第1次加8倍量水煎煮40分钟,第2次加5倍量水煎煮30分钟,用双层纱布分别滤过,合并滤液,浓缩至约100ml(每1ml相当于原药材2g)。

　　2.纯化　①醇处理:于浓缩液中加乙醇使含醇量达75％,静置冷藏40小时以上,双层滤纸抽滤,滤液回收乙醇,并浓缩至约20ml,再加乙醇使含醇量达85％,静置冷藏40小时以上,同法滤过,滤液回收乙醇,浓缩至约15ml;②水处理:取上述浓缩液加10倍量蒸馏水,搅匀,静置冷藏24小时,双层滤纸抽滤,滤液浓缩至约100ml,放冷,再用同法滤过一次,用20％氢氧化钠调pH值至6.8～7.0;③活性炭处理:上液中加入0.2％活性炭,煮沸20分钟,稍冷后抽滤。

　　3.配液　取上述滤液,加入亚硫酸氢钠0.3g,溶解后,加注射用水至100ml,经粗滤,再用4号垂熔漏斗抽滤。

　　4.灌封　在无菌室内,用手工灌注器灌装,每支2ml,封口。

　　5.灭菌　煮沸灭菌,100℃,30分钟。

　　6.检漏　剔除漏气安瓿。

　　7.灯检　剔除有白点、色点、纤维、玻璃碎屑及其他异物的成品安瓿。

8. 印字　擦净安瓿,手工印上品名、规格、批号等。

9. 包装　将安瓿装入衬有瓦楞格纸的空盒内,盒面印上标签。

[功能主治]　活血化瘀。用于冠状动脉供血不足,心肌缺氧所引起的心绞痛、心肌梗死等。

[用法用量]　肌内注射,1 次 2ml,1 日 1～2 次。

(三)柴胡注射液

[处方]　柴胡 1000g、氯化钠 9g、Tween-80 5ml、注射用水适量,共制成 1000ml。

[制法]　取柴胡 1000g,洗净,粉碎成粗粉,用水蒸气蒸馏法蒸馏,收集馏液 2000ml。所得馏液重蒸馏,收集重蒸馏液 950ml。加入氯化钠 9g、Tween-80 5ml,搅拌溶解,用 3 号垂熔玻璃漏斗滤过至澄明。灌封,100℃灭菌 30 分钟,即得。

[功能主治]　升阳散热,解郁疏肝。用于普通感冒及流行性感冒。

[用法用量]　肌内注射,1 次 2～4ml,1 日 2～3 次。

[注射剂的质量检查]

1. 漏气检查　将灭菌后的安瓿趁热置于 1% 亚甲蓝溶液中,稍冷取出,用水冲洗干净,剔除被染色的安瓿,并记录漏气支数。

2. 澄明度检查　照原卫生部关于注射剂澄明度的规定检查,应符合规定。

3. 装量差异　取注射剂 5 支,依《中国药典》(2015 年版四部通则 0102)法检查,应符合规定。

4. 热原　取供试品注射剂,依《中国药典》(2015 年版四部通则 1142)法检查,应符合规定。

【思考题】

1. 影响注射剂澄明度的因素有哪些?

2. "水醇法"制备中药注射剂的原理是什么? 除"水醇法",制备中药注射剂的常用方法还有哪些? 其适用范围分别是什么?

3. 试分析本次实验产生废品的原因及解决的办法。

4. 活性炭在中药注射剂生产中有哪些作用? 如何应用?

注意事项

(1)注射剂在制备过程中应尽量避免微生物污染,配液所用的容器、用具在使用前应进行清洗,以去除污染的热原。

(2)灌装时应按《中国药典》规定适当增加装量,以保证注射用量不少于标示量。切勿将药液溅至安瓿颈部,或在回针时将针头上的药液粘到安瓿颈部,以免封口时产生焦头。

训练十　散剂的制备工艺

【实验目的】

(1)掌握散剂的制备方法及操作要点。

(2)掌握打底套色法、等量递增法的操作方法及注意事项。

【实验原理】

散剂是指药物与适宜辅料经粉碎、均匀混合而制成的粉末状制剂,可供内服或外用。其中药物可以是一种,也可以是几种。散剂按不同的分类方法可分为内服散和外用散、单剂量散和多剂量散、单方散和复方散、倍散。制备散剂时关键的操作是混合,混合要均匀,常用的混合方法有等量递增法(配研法)、打底套色法、直接混合法及含低共熔成分的混合等。

【实验材料】

冰片、硼砂(炒)、朱砂、玄明粉、薄荷脑、樟脑、麝香草酚、薄荷油、水杨酸、硼酸、升华硫、氧化锌、淀粉、滑石粉等。

【实验内容】

(一)冰硼散的制备

[处方]　冰片 2.5g、硼砂(炒)25g、朱砂 3g、玄明粉 25g。

[制法]　分别称取以上四味药,朱砂水飞成极细粉,硼砂粉碎成细粉,将冰片研细。用朱砂打底,按等量递增法与玄明粉套色混匀,再将混合粉与硼砂进行配研直至混合完全。将冰片与混合粉按等量递增法混合均匀。将上述混合后的粉末过筛、包装,即得。

冰硼散的制备

[功能主治]　清热解毒,消肿止痛。用于热毒蕴结所致的咽喉疼痛、牙龈肿痛、口舌生疮。

[用法用量]　吹敷患处,每次少量,一日数次。

注意事项

(1)朱砂为矿物类药,呈朱红色。应以水飞法制成极细粉。

(2)研磨冰片时要轻研,如产生结块,可加入少量无水乙醇以减小黏性,待晾干后再与其他药粉混匀。

(3)应注意将打底套色法与等量递增法结合进行。

(二)痱子粉的制备

[处方]　薄荷脑 0.6g、樟脑 0.6g、麝香草酚 0.6g、薄荷油 0.6ml、水杨酸 1.2g、硼酸 8.5g、升华硫 4.0g、氧化锌 6.0g、淀粉 10.0g,滑石粉加至 1000g。

[制法]　取薄荷脑、樟脑、麝香草酚研磨至全部液化,并与薄荷油混合。另将升华硫、水杨酸、硼酸、氧化锌、淀粉、滑石粉研磨混合均匀,过七号筛。然后将共熔混合物与混合物的细粉研磨混匀,过筛,即得。

[性状]　本品为白色粉末,气香。

[功能主治]　散风祛湿,清凉止痒。用于疹毒(如汗疱疹)、湿疮痛痒。

[用法用量]　外用适量,扑擦患处。

(三)散剂的质量的检查

1. 外观检查　散剂应干燥、疏松、混合均匀、色泽一致。

2. 均匀度检查　照《中国药典》(2015 年版四部通则 0115)法检查,取供试品适量,置光滑纸上,平铺约 5cm²,将其表面压平,在明亮处观察,应色泽均匀,无花纹与色斑。

3. 水分　照《中国药典》(2015 年版四部通则 0832)法测定,除另有规定外,水分不得超过 9.0%。

4. 装量差异　照《中国药典》(2015 年版四部通则 0115)法检查。除另有规定外,取供试品 10 袋(瓶),分别精密称定每袋(瓶)内容物的重量,求出内容物的装量与平均装量。每袋

(瓶)装量与平均装量相比较[凡有标示装量的散剂,每袋(瓶)装量应与标示装量相比较],超出装量差异限度的散剂不得多于 2 袋(瓶),并不得有 1 袋(瓶)超出装量差异限度的 1 倍。单剂量包装散剂的装量差异限度见表 6-6。

表 6-6　单剂量包装散剂的装量差异限度

平均装量或标示装量/g	装量差异限度
≤0.1	±15%
>0.1~0.5	±10%
>0.5~1.5	±8%
>1.5~6.0	±7%
>6.0	±5%

【思考题】

1. 散剂处方中含有少量挥发性液体及流浸膏时应如何制备?

2. 何谓低共熔? 处方中常见的低共熔组分有哪些? 如何制备含低共熔组分的散剂?

训练十一　颗粒剂的制备工艺

【实验目的】

(1)掌握颗粒剂的制备方法及操作要点。

(2)掌握湿法制粒的操作方法及操作注意事项。

【实验原理】

颗粒剂是指药物与适宜的辅料制成的具有一定粒度的干燥颗粒状制剂。颗粒剂可分为可溶性颗粒剂(通称为颗粒)、混悬性颗粒剂、泡腾性颗粒剂、肠溶颗粒剂、缓释颗粒剂和控释颗粒剂等。制粒的主要方法为湿法制粒和干法制粒。

【实验材料】

大青叶、板蓝根、连翘、拳参、蔗糖、糊精、无水乙醇等。

【实验内容】

(一)感冒退热颗粒的制备

[处方]　大青叶 50g、板蓝根 50g、连翘 25g、拳参 25g、蔗糖适量、糊精适量。

[制法]　上述四味药加水煎煮 2 次,每次 1.5 小时,合并煎液,滤过,滤液浓缩至相对密度约为 1.08(90~95℃),静置冷却至室温;将上述浓缩液加等量的乙醇,室温下静置 24 小时,取其上清液浓缩至相对密度为 1.20(60℃);向上述浓缩液中加等量的水,搅拌并静置 8 小时,取上清液浓缩成相对密度为 1.38~1.40(60℃)的清膏约 50ml;取上述稠膏 1 份,加蔗糖 3 份、糊精 1.25 份及乙醇适量制成"手握成团,轻压即散"的软材;将软材强压通过筛网制成湿颗粒;将湿颗粒干燥,将上述干燥好的颗粒整粒,即得。

[功能主治]　清热解毒。用于呼吸道感染、急性扁桃体炎、咽喉炎。

[用法用量]　开水冲服,1 次 1~2 袋,1 日 3 次。

注意事项

(1)湿法制粒的关键工序是软材的制备,清膏、蔗糖、糊精的比例很关键。

(2)颗粒的干燥温度应缓慢升高,一般不超过80℃,否则容易出现"假干"现象。

(二)板蓝根颗粒的制备

[处方]　板蓝根100g、蔗糖适量、糊精适量。

[制法]　取板蓝根,加水煎煮2次,第1次2小时,第2次1小时,合并煎液,滤过,滤液浓缩至相对密度为1.20(50℃),加乙醇使含醇量达60%,搅匀,静置使沉淀,取上清液,回收乙醇并浓缩至稠膏状。取稠膏,加入适量的蔗糖和糊精,制成颗粒,干燥,即得。每袋5g或10g。

(三)颗粒剂的质量检查

1. **外观性状**　干燥、颗粒均匀、色泽一致,无吸潮、软化、结块、潮解等现象。

2. **粒度**　除另有规定外,取单剂量包装的颗粒剂5包(瓶)或多剂量包装的颗粒剂1包(瓶),称定重量,置药筛内过筛,过筛时,将药筛保持水平状态,左右往返轻轻筛动3分钟。不能通过一号筛和能通过四号筛的颗粒和粉末的总和,不得超过8.0%。

【思考题】

1. 制备颗粒剂时应注意哪些问题?

2. 制软材时为何加乙醇?浓缩液中加乙醇精制的目的何在?

训练十二　片剂的制备工艺

【实验目的】

(1)掌握湿颗粒压片法的工艺过程。

(2)掌握压片机的组成、安装与使用。

(3)了解压片机压片时出现的问题及解决方法。

(4)熟悉片剂的质量要求及检查方法。

【实验原理】

片剂系指原料药物与适宜的辅料制成的圆形或异形的片状固体制剂。

片剂的制备

【实验材料】

(1)设备与器皿:制粒与整粒用筛网、单冲压片机、片剂四用仪等。

(2)药品与材料:黄连、黄柏、黄芩、栀子、维生素C、淀粉、糖粉、碳酸钠、硬脂酸镁、乙醇等。

湿法制粒压片法、粉末直接压片法的工艺流程图依次如下。

【实验内容】

(一)复方丹参片的制备

[处方]　丹参45g、三七14.1g、冰片0.8g,制成100片。

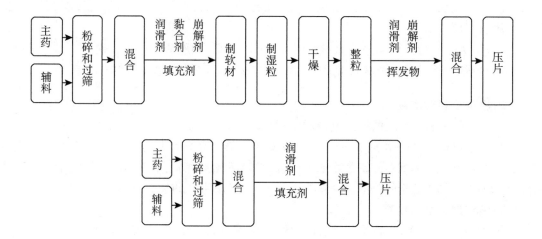

［制备方法］

（1）提取。共提取 3 次。丹参加乙醇回流 1.5 小时,提取液滤过,滤液回收乙醇并浓缩至适量,备用;药渣加 50% 乙醇回流 1.5 小时,提取液滤过,滤液回收乙醇并浓缩至适量,备用;药渣加水煎煮 2 小时,煎液滤过,滤液浓缩至适量。

（2）制颗粒。将三七粉碎成细粉,与上述浓缩液和适量的辅料制成颗粒,干燥,得干颗粒。

（3）整粒。将冰片研细,与上述干颗粒混匀。

复方丹参片的质量检查

（4）压片。加入硬脂酸镁混匀,称重,计算片重,试压片,调节片重和压力,使之符合要求,即可正式压片。

［功能主治］ 活血化瘀,理气止痛。用于气滞血瘀所致的胸痹,症见胸闷、心前区刺痛;冠心病心绞痛见上述证候者。

［用法用量］ 口服,1 次 3 片,1 日 3 次。

（二）三黄片的制备

［处方］ 黄连 8g、黄柏 5g、黄芩 5g、栀子 8g、糖粉适量、淀粉适量、硬脂酸镁适量。

［制法］

（1）有效成分提取、精制及浓缩。称取处方量药材,加水煎煮 2 次,每次加水量为 150ml,时间为 1 小时,合并 2 次煎液,滤过,滤液浓缩至 10ml,加乙醇至含醇量达 60%,搅匀,放置过夜,滤过,滤液回收乙醇,并浓缩至相对密度为 1.28～1.30(50℃)的清膏(约 8ml)。

（2）制软材。取清膏加适量淀粉、糖粉,用 75% 乙醇制软材。

（3）制粒。将软材用强制挤压的方式通过规定筛网制粒。

（4）干燥、整粒。湿颗粒应及时干燥,避免黏结成块。

（5）压片。加入硬脂酸镁混匀,称重,计算片重,试压片,调节片重和压力,使之符合要求,即可正式压片。

［功能主治］ 清热解毒,泻火通便。用于三焦热盛、目赤肿痛、口鼻生疮、咽喉肿痛、牙龈

出血、心烦口渴、尿赤便秘、急性胃肠炎、痢疾等。

[用法用量] 口服,1次4片,1日2次,小儿酌减。

(三)神曲碳酸氢钠片的制备

[处方] 神曲粉10g、薄荷油0.4g、碳酸氢钠10g、淀粉适量、滑石粉适量、姜黄粉适量、淀粉浆(10%)适量。

[制法] 取神曲粉,加淀粉浆适量,制成软材,通过14目筛制粒,在60℃以下烘干,再通过16目筛整粒。另取碳酸氢钠与姜黄粉适量着色混合,加淀粉浆适量,制成软材,通过14目筛制粒,在60℃以下烘干,再通过16目筛整粒。将两种干颗粒充分混合,加入薄荷油(用醇适量溶解后喷入),加1%的滑石粉作润滑剂,10%的干淀粉作崩解剂拌匀,压片,即得。

[功能主治] 用于缓解胃酸过多引起的胃痛、胃灼热感(烧心)、反酸。

[用法用量] 口服,1次1~2片,1日3次。

注意事项

(1)本品片重为0.35g。

(2)淀粉浆的用量以软材达到"握之成团、按之即散"的程度即可。

(3)本品崩解度应在15分钟内。

(四)片剂的质量检查

1. **外观性状** 片剂表面应色泽均匀、光洁,无杂斑,无异物。

2. **片重差异** 应符合现行《中国药典》对片重差异限度的要求。

随机抽取药片20片,精密称定总重量,求得平均片重后,再分别精密称定各片的重量,按下式计算片重差异限度。

$$片重差异限度(\%)＝[(每片重－平均片重)/平均片重]×100\%$$

根据《中国药典》规定,0.3g以下片剂的重量差异限度为±7.5%,0.3g或0.3g以上者为±5%,超出重量差异限度的片剂不得多于2片,并不得有1片超出限度1倍。

3. **硬度和脆碎度** 取药片20片,精密称定重量后,置片剂四用仪脆碎盒中,选择开关拨至"脆碎"挡,振动4分钟,除去细粉和碎粒,称重后与原药片比较,其减重率不得超过0.8%。

4. **崩解时限** 将吊篮悬挂在崩解仪不锈钢轴的金属支架上,随不锈钢轴上升或下降。吊篮浸没在盛有水(37℃±1℃)的1000ml烧杯中,调节水位高度,使篮上升时筛网在水面上25mm处,下降时筛网距烧杯底部25mm,支架上下移动距离为55mm±2mm,往返速度为(30~32)次/分。取药片6片,分置吊篮的6支玻璃管中,启动升降机件,各片均应在15分钟内全部溶化或崩解成碎粒,并通过筛网。如残存有小颗粒不能全部通过筛网时,应另取6片复试,并在每管加入药片后随即加入挡板各一块,依法检查,应符合规定。

【思考题】

1. 给定你原材料,如何能压制出符合要求的片剂?

2. 片剂有哪些类型?制备过程中,在其压力、形状选择上应注意哪些问题?

3. 压片过程中常出现哪些问题?试分析其原因。

训练十三 丸剂的制备工艺

【实验目的】

掌握丸剂的几种制备方法。比较不同制备方法的优缺点。

【实验原理】

1. 丸剂的含义 丸剂是指药材细粉或药材提取物与适宜的赋形剂制成的类球形或球形制剂,主要供内服。

2. 剂型特点

(1)传统丸剂体内溶散缓慢,作用持久,多用于慢性病。

(2)通过赋形剂调节,如制成糊丸、蜡丸,可延缓毒性、刺激性药物的吸收,减弱毒性和不良反应。

(3)制备成滴丸会使药物的生物利用度大大提高,如果是由药物提取的有效成分或化学物质与水溶性基质制成,可达速效,用于急救。

(4)通过分层泛丸或包衣等制备措施可掩盖药物的不良气味,减少某些芳香性药物成分的挥散。

(5)制作简单,性质稳定,应用较汤剂方便。

(6)服用剂量大,小儿服用困难。

(7)溶散时限难以控制。

(8)生产流程长及含较多药材原粉,易受微生物污染。

3. 丸剂的分类

(1)按赋形剂不同分为水丸、蜜丸、水蜜丸、浓缩丸、糊丸及蜡丸(辅料:润湿剂、黏合剂和吸收剂)。

(2)按制法分类如下。泛制丸:水丸、水蜜丸、糊丸、浓缩丸、微丸等;塑制丸:蜜丸、水蜜丸、糊丸、浓缩丸、蜡丸等;滴制丸:滴丸。

4. 丸剂的制法

(1)泛制法。是指在转动的适宜容器或机械中将药材细粉与赋形剂交替润湿、撒布,不断翻滚,逐渐增大的一种制丸方法。

(2)塑制法。是指药材细粉加入适量黏合剂,混合均匀,制成软硬适宜、可塑性较大的丸块,再依次制丸条、分粒、搓圆而成丸粒的制丸方法。

(3)滴制法。是指药材或药材中提取的有效成分与化学物质制成溶液或混悬液,滴入一种不相混合的液体冷却剂中,经冷凝而成丸粒的制丸方法。

5. 丸剂的包衣 丸剂表面包裹一层物质,使与外界隔绝的过程称为包衣或上衣,包衣后的丸剂称为"包衣丸剂"。目的:①增加药物的稳定性,防止药物氧化、变质、挥发;②减少药物的刺激性,掩盖异味;③控制丸剂的溶散度,如药物衣可速释,肠溶衣可缓释;④改善外观,利于识别。包衣的种类主要有两种。①药物衣。包衣的材料是丸剂处方中的组成部分,具有药理作用,首先发挥药效。常用的有朱砂衣、黄柏衣、甘草衣、雄黄衣、青黛衣、滑石衣、百草霜衣等。②保护衣。是选取处方以外,不具明显的药性作用且性质稳定的物质作为包衣材料,使主药与外界隔绝而起保护作用,有的还起到协同作用,如糖衣、薄膜衣、滑石衣、明胶衣等。

6. 丸剂的质量检验

(1)外观。丸剂外观应圆整均匀、色泽一致。大蜜丸和小蜜丸应细腻滋润、软硬适中。蜡丸表面应光滑无裂纹,丸内不得有蜡点和颗粒。

(2)水分。照《中国药典》(2015 年版四部通则 0832)水分测定法测定,除另有规定外,大蜜丸、小蜜丸、浓缩丸中所含水分不得过 15.0%。

(3)溶散时限。除另有规定外,取供试品 6 丸,选择适当孔径筛网的吊篮(丸剂直径在 2.5mm 以下的用孔径约 0.42mm 的筛网,在 2.5～3.5mm 的用孔径约 1.0mm 的筛网,在 3.5mm 以上的用孔径约 2.0mm 的筛网),照《中国药典》(2015 年版四部通则 0921)崩解时限检查法片剂项下的方法加挡板进行检查。除另有规定外,小蜜丸、水蜜丸和水丸应在 1 小时内全部溶散;如操作过程中供试品黏附挡板妨碍检查时,应另取供试品 6 丸,不加挡板进行检查。上述检查应在规定时间内全部通过筛网。如有细小颗粒状物未通过筛网,但已软化无硬心者可按合格论。

(4)微生物限度。照《中国药典》(2015 年版四部通则 1105、1106)微生物限度检查法检查,应符合规定。

7. 丸剂的包装与贮藏

(1)根据各类丸剂的性质不同,包装材料和包装方法亦不同。大蜜丸、小蜜丸、浓缩丸多用纸盒、蜡壳、塑料小圆盒、铝塑泡罩等材料包装。具体方法:如蜜丸先用蜡纸包裹,装于蜡浸过的纸盒内,封盖后再浸蜡,密封防潮。或将药丸装于两个螺口相嵌形成的塑料小圆球内,外面蘸取一层蜡衣,将接口封严。

(2)丸剂应密封后于阴凉干燥处贮存,以防受潮、发霉、变质。

【实验材料】

熟地黄、山茱萸(制)、牡丹皮、山药、茯苓、泽泻、黄芪(蜜炙)、党参、甘草(蜜炙)、白术(炒)、当归、升麻、柴胡、陈皮、生姜、大枣、苏合香脂、冰片、聚乙二醇 6000(PEG6000)。

【实验内容】

(一)泛制法制备六味地黄丸(水蜜丸)

［处方］　熟地黄 160g、山茱萸(制)80g、牡丹皮 60g、山药 80g、茯苓 60g、泽泻 60g,制成 1000 丸。

［制法］　以上 6 味,粉碎成细粉,过筛,混匀。每 100g 粉末加炼蜜 35～50g 与适量的水,泛丸,干燥,制成水蜜丸;或加炼蜜 80～110g 制成小蜜丸或大蜜丸,即得。

(二)塑制法制备补中益气丸(浓缩丸)

丸剂的制备

［处方］　黄芪(蜜炙)200g、党参 60g、甘草(蜜炙)100g、白术(炒)60g、当归 60g、升麻 60g、柴胡 60g、陈皮 60g、生姜 20g、大枣 40g,制成 1000 丸。

［制法］　按以下步骤操作。

(1)以上 10 味,取生姜、陈皮提取挥发油,药渣与黄芪、白术、升麻、柴胡、大枣加水煎煮 2 次,第 1 次 3 小时,第 2 次 2 小时,合并煎液,滤过,滤液浓缩成相对密度为 1.30～1.35(20℃)的稠膏。

(2)取党参、当归粉碎成细粉。

(3)取甘草部分粉碎成细粉,部分制成浸膏。

(4)将上述各膏与粉末混匀,加入挥发油,混匀,制丸,干燥,打光,即得。

(三)滴制法制备苏冰滴丸

[处方] 苏合香脂100g、冰片200g、PEG6000 700g,制成1000丸。

[制法] 按以下步骤操作。

(1)取PEG6000放入容器,油浴加热至90～100℃熔化,然后加入苏合香脂及冰片,搅拌溶解,移至滴罐中,80～90℃保温。

(2)根据滴丸试验机操作规程进行滴丸制备,收集滴丸,沥尽液体石蜡后放入离心机进行脱油处理。

(3)然后用合适规格的药筛筛分得到大小合格的滴丸,即成。

【思考题】

1. 如何炼制蜂蜜?为什么要炼蜜?

2. 嫩蜜、中蜜、老蜜的程度如何?各适用什么药粉制丸?

训练十四　胶囊剂的制备工艺

【实验目的】

(1)掌握胶囊剂的自动填充及手工填充的操作方法。

(2)了解胶囊剂的质量评价及胶囊剂的包装与贮存。

【实验原理】

1. 胶囊剂的含义　胶囊剂系指原料药物与适宜辅料充填于空心胶囊或密封于软质囊材中制成的固体制剂,主要供口服用。

2. 剂型特点

(1)能掩盖药物不良嗅味或提高药物稳定性。

(2)药物的生物利用度较高。

(3)可弥补其他固体剂型的不足。

(4)可延缓药物的释放和定位释药。

胶囊剂虽有较多优点,但下列情况不适宜制成胶囊剂:①能使胶囊壁溶解的液体药剂,如药物的水溶液或乙醇溶液;②易溶性及小剂量的刺激性药物,因其在胃中溶解后局部浓度过高会刺激胃黏膜;③容易风化的药物,可使胶囊壁变软;④吸湿性强的药物,可使胶囊壁变脆。

3. 胶囊剂的分类

胶囊剂可分为硬胶囊、软胶囊(胶丸)、缓释胶囊、控释胶囊和肠溶胶囊。

(1)硬胶囊(通称为胶囊)。系指采用适宜的制剂技术,将原料药物加适宜辅料制成的均匀粉末、颗粒、小片、小丸、半固体或液体等,充填于空心胶囊中的胶囊剂。

(2)软胶囊。系指将一定量的液体原料药物直接包封,或将固体原料药物溶解或分散在适宜的辅料中制备成溶液、混悬液、乳状液或半固体,密封于软质囊材中的胶囊剂。

（3）缓释胶囊。系指在规定的释放介质中缓慢地非恒速释放药物的胶囊剂。

（4）控释胶囊。系指在规定的释放介质中缓慢地恒速释放药物的胶囊剂。

（5）肠溶胶囊。系指用肠溶材料包衣的颗粒或小丸充填于胶囊而制成的硬胶囊，或用适宜的肠溶材料制备而得的硬胶囊或软胶囊。

4. 胶囊剂的制法

（1）硬胶囊。药物的填充形式包括粉末、颗粒、微丸等，填充方法有手工填充与机械灌装2种。

（2）软胶囊。可用滴制法或压制法制备。

5. 胶囊剂的质量检验

《中国药典》（2015年版四部通则0103）胶囊剂项下规定，必须检查其外观、水分、装量差异、崩解时限、微生物限度。另外，胶囊剂的溶出度（释放度）、含量均匀度等应符合规定，必要时，内容物包衣的胶囊剂应检查残留溶剂。

（1）水分：硬胶囊应做水分检查。取供试品内容物，照《中国药典》（2015年版四部通则0832）水分测定法进行测定。除另有规定外，不得过9.0%。

（2）装量差异：除另有规定外，取供试品20粒（中药取10粒），分别精密称定重量，倾出内容物（不得损失囊壳），硬胶囊囊壳用小刷或其他适宜的用具拭净；软胶囊或内容物为半固体或液体的硬胶囊囊壳用乙醚等易挥发性溶剂洗净，置通风处使溶剂挥尽，再分别精密称定囊壳重量，求出每粒胶囊内容物的装量。每粒装量与平均装量相比较（有标示装量的胶囊剂，每粒装量应与标示装量比较），超出装量差异限度的不得多于2粒，并不得有1粒超出限度1倍（表6-7）。

（3）崩解时限：除另有规定外，照《中国药典》（2015年版四部通则0921）崩解时限检查法检查，应符合规定。凡规定检查溶出度或释放度的胶囊剂，一般不再进行崩解时限的检查。

表6-7　胶囊剂装量差异限度

平均装量或标示装量/g	装量差异限度
<0.3	±10%
≥0.3	±7.5%（中药±10%）

（4）微生物限度：以动物、植物、矿物质来源的非单体成分制成胶囊剂，生物制品胶囊剂，照《中国药典》（2015年版四部通则）非无菌产品微生物限度检查：微生物计数法（通则1105）和控制菌检查（通则1106）及非无菌药品微生物限度标准（通则1107）检查，应符合规定。规定检查杂菌的生物制品胶囊剂，可不进行微生物限度检查。

【实验材料】

仪器：空胶囊、白纸或玻璃板、天平、纱布、刀、指套、称量纸、药匙、酒精棉球等。

药品与材料：对乙酰氨基酚、维生素B、穿心莲叶、阿司匹林、双氯芬酸钠、盐酸硫胺、维生素B$_6$（盐酸吡哆辛）、维生素B$_5$（泛酸钙）、烟酰胺、淀粉、糊精、糖粉、枸橼酸、羟丙基甲基纤维素（HPMC）、硬脂醇（十八醇）、羧甲基淀粉钠等。

【实验内容】

(一) 对乙酰氨基酚胶囊的制备

[处方] 对乙酰氨基酚10g、淀粉18g、糊精15g、糖粉5g。

[制法] 称取对乙酰氨基酚与淀粉、糖粉、糊精混匀,加30%~40%乙醇制成软材,过16目筛制粒,颗粒于40~60℃干燥30分钟后,再经16目筛整粒,将此颗粒装入0号硬胶囊中,制20粒,即得。

胶囊剂的制备

[功能主治] 用于普通感冒或流行性感冒引起的发热,也用于缓解轻至中度疼痛,如头痛、关节痛、偏头痛、牙痛、肌肉痛、神经痛、痛经。

[用法用量] 口服。成人1次1~2粒,若持续发热或疼痛,可间隔4~6小时重复用药一次,24小时内不超过4次。

(二)复合维生素B胶囊的制备

[处方] 盐酸硫胺1.2g、维生素B$_6$ 0.36g、维生素B$_5$ 0.24g、糖粉995g、维生素B 20.24g、烟酰胺1.2g、枸橼酸2g,共制成1000g。

[制法] 将处方量维生素B分次用糖粉稀释后混合,再加入盐酸硫胺、烟酰胺混合均匀。然后将维生素B$_6$、维生素B$_5$、枸橼酸溶于适量蒸馏水中,加入上述混合药粉中制软材,干燥,整粒,灌装于空胶囊中,即得。

(三)穿心莲胶囊的制备

[处方] 穿心莲叶50g。

[制法] 取穿心莲叶,洗净,烘干,粉碎成100目粉,装入胶囊,即得。

[功能主治] 清热解毒,抗菌消炎。主要用于细菌性痢疾、咽喉炎等。

[用法用量] 口服。1次2~3粒,1日3~4次。

(四)阿司匹林缓释胶囊的制备

[处方]

(1)缓释部分。阿司匹林5g、羟丙基甲基纤维素3.58g、硬脂醇8.5g。

(2)速释部分。阿司匹林1g、淀粉4g、羧甲基淀粉钠0.2g。

[制法]

(1)称取缓释处方量阿司匹林、羟丙基甲基纤维素研细,加入熔化(水浴65℃)的硬脂醇中,搅拌混匀,使成软材,过8目筛制粒。其中,通过10目筛的细粒再以上述方法过8目筛制粒,合并得缓释颗粒。

(2)称取速释处方量阿司匹林研细,加入处方量淀粉、羧甲基淀粉钠混匀,以适量淀粉浆制成软材,过10目筛制粒,70℃干燥,整粒,得速释颗粒。

(3)将缓释与速释颗粒合并,并充分混合均匀,按处方填充胶囊。

[功能主治] 抑制血小板聚集。

[用法用量] 口服,1次50~150mg,1日1次,或遵医嘱。

【实验结果与讨论】

将胶囊剂的装量差异检查结果填于表6-8中。

表 6-8　胶囊剂的称重结果

	1	2	3	4	5	6	7	8	9	10
空胶囊重/mg										
填充颗粒后重/mg										
装量差异/%										

【思考题】

1. 胶囊剂的主要特点有哪些?

2. 哪些药物不适于制成胶囊剂?

3. 填充胶囊剂时应注意哪些问题?

训练十五　软膏剂的制备工艺

【实验目的】

(1)掌握不同类型基质的软膏剂的制备方法。

(2)掌握软膏剂中药物的释放方法,比较不同软膏剂基质对药物释放的影响。

(3)了解软膏剂的质量评定方法。

【实验原理】

软膏剂是指药物与适宜基质制成的具有一定稠度的膏状外用制剂。可用于局部发挥疗效或起保护和润滑皮肤的作用,药物也可吸收进入体循环产生全身治疗作用。

基质为软膏剂的赋形剂,它使软膏剂具有一定的剂型特性且影响软膏剂的质量及药物疗效的发挥,基质本身又有保护与润滑皮肤的作用。软膏剂基质根据其组成可分为 3 类:油脂性、乳剂型和水溶性基质。

软膏剂可根据药物与基质的性质用研合法、熔和法和乳化法制备。所制得的软膏剂应均匀、细腻,具有适当的黏稠性,易涂于皮肤或黏膜上,且无刺激性。软膏剂在存放过程中应无酸败、异臭、变硬、油水分离等变质现象。

【实验材料】

(1)设备与器皿:恒温水浴锅、软膏板、软膏刀、电磁搅拌器、研钵、普通天平等。

(2)药品与材料:液体石蜡、石蜡、司盘-80(Span-80)、三乙醇胺、甘油、硬脂酸、羊毛脂、白凡士林、尼泊金、羧甲基纤维素钠、苯甲酸钠、水杨酸、三氯化铁显色液等。

【实验内容】

(一)油脂性基质的水杨酸软膏剂的制备

[处方]　水杨酸 1.0g,液体石蜡 1.0g,白凡士林加至 10g。

[制法]　取水杨酸置研钵中,加入适量的液体石蜡研制成糊状,分次加入白凡士林,研匀,即得。

(二)盐酸黄连素软膏剂的制备

[处方]　盐酸黄连素 0.3g,凡士林 25g,液体石蜡 1ml。

[制法]　取盐酸黄连素置乳钵中,加少量(约 1ml)液体石蜡,研磨至均匀细腻的糊状,再

分次递加凡士林至全量,研匀,即得。

(三)O/W型乳剂基质的水杨酸软膏剂的制备

[处方]　水杨酸 1.0g、硬脂酸 2.9g、甘油 1.0g、白凡士林 4.8g、羊毛脂 0.4g、三乙醇胺 0.4g、尼泊金 0.01g,蒸馏水加至 10g。

[制法]　将硬脂酸、羊毛脂与白凡士林于 80℃ 水浴加热熔化,另将尼泊金、三乙醇胺、甘油及蒸馏水加热溶解至温度略高于油相,将油相似细流状,边搅拌边加至水相中,直至呈乳白色半固体状,并继续搅拌至 40℃(此时基质乳化后由细变粗,又由粗变细)。取水杨酸置于软膏板上,分次加入基质,研匀,即得。

O/W型乳剂基质的水杨酸软膏剂的制备

(四)W/O型乳剂基质的水杨酸软膏剂的制备

[处方]　水杨酸 1.0g、Span-80 2.0g、石蜡 2.0g、液体石蜡 10.0g、白凡士林 1.0g、苯甲酸钠 0.02g,蒸馏水加至 10g。

[制法]　将 Span-80、石蜡置于小烧杯中,于 80℃ 水浴中加热熔化,再加白凡士林、液体石蜡,加热,完全熔化后混匀,于水浴中保温。将同温的苯甲酸钠水溶液加入上述油相中,边加边不断顺向搅拌,至呈乳白色半固体状,再在室温下搅拌全近冷凝。取水杨酸置于软膏板上,分次加入基质,研匀,即得。

(五)水溶性基质的水杨酸软膏剂的制备

[处方]　水杨酸 1.0g、羧甲基纤维素钠 1.5g、甘油 2.5g、5% 苯甲酸钠 2ml,蒸馏水加至 10g。

[制法]　先将羧甲基纤维素钠和甘油在乳钵中研匀,然后边研边将苯甲酸钠水溶液缓缓加入,待溶胀后研匀,即得水溶性基质。取水杨酸置于软膏板上,分次加入基质,研匀,即得。

(六)软膏中药物释放实验

(1)琼脂柱的制备。取 9% 的三氯化铁溶液溶解琼脂 2.5g,装于 10ml 试管内(上留 1cm 空间)。

(2)用不同基质的水杨酸软膏剂分别将试管填满。

(3)水杨酸释放速度的测定。观察不同基质的水杨酸软膏剂在不同时间内的释放度,讨论哪种基质释药快,为什么?

(4)将制得的四种水杨酸软膏剂涂在自己的皮肤上,评价是否均匀细腻,比较其黏稠性和涂展性。

将实验结果记录于表 6-9 中。

表 6-9　不同基质的水杨酸软膏剂的释药实验

时间/min	释药速度			
	油脂性基质	O/W型乳剂基质	W/O型乳剂基质	水溶性基质
10				
20				
30				
40				

【思考题】

1. 软膏剂制备过程中药物的加入方法有哪些?
2. 影响药物从基质中释放的因素有哪些?

训练十六　栓剂的制备工艺

【实验目的】

(1)掌握热熔法制备栓剂的方法和操作要点。

(2)熟悉各类基质的特点和应用,学会栓剂置换价的计算。

(3)了解栓剂的质量评定方法。

【实验原理】

栓剂系指药物(药材提取物或药材细粉)与适宜的基质制成的供腔道给药的固体外用制剂。常用的有肛门栓和阴道栓。其制法分为搓捏法、冷压法和热熔法三种。一般采用热熔法制栓剂。

热熔法制栓剂的工艺流程为:基质熔化→与药物混匀→注模→冷却→削去溢出部分→脱模→质检→包装。

栓剂常用的基质有油脂性基质、水溶性及亲水性基质。应根据药物的性质及治疗上的要求选择。为了使栓剂冷却后容易脱模,同时保证栓剂的质量,制备栓剂时应涂润滑剂,基质不同,润滑剂不同。水溶性及亲水性基质的栓剂常用液体石蜡和植物油,油脂性基质的栓剂则常用软肥皂、甘油各 1 份与 90% 乙醇 5 份制成的醇溶液。

置换价指药物的重量与同体积基质的重量之比。其计算方法为用同一个栓模,设纯基质的平均重量为 G,含药栓的平均重量为 M,含药栓中每粒栓的平均含药量为 W,则 M−W 为含药栓中的基质重量,G−(M−W) 即为与药物同体积的基质的重量。

置换价(f)的计算公式如下。

$$f = \frac{W}{G-(M-W)}$$

制备每粒栓剂所需要基质的理论用量(X)计算公式如下。

$$X = G - \frac{W}{f}$$

【实验材料】

栓剂模具、恒温水浴锅、电热套、烧杯、托盘天平。

栓剂的制备

【实验内容】

(一) 三黄栓的制备

[处方]　三黄粉 2g、冰片 0.2 g、半合成脂肪酸酯 8g。

[制法]　取黄连、黄柏、黄芩各等量,粉碎过七号筛,即得三黄粉。将半合成脂肪酸酯搓成粗粉,水浴加热至熔(40℃以下),加入三黄粉、冰片,搅匀,注入涂有润滑剂的栓模中,冷却后削去多余部分,取出,包装,即得。

（二）甘油栓的制备

［处方］　甘油 16.0g、干燥碳酸钠 0.4 g、硬脂酸 1.6g、蒸馏水 2.0 ml。

［制法］　取干燥碳酸钠与蒸馏水置蒸发皿内，搅拌溶解，加甘油混合后置水浴上加热，加热的同时缓缓加入硬脂酸细粉并随加随搅拌，待泡沫停止、溶液澄明后，注入已涂有润滑剂（液状石蜡）的栓模中，冷却，削去溢出部分，脱模，包装，即得。

（三）甲硝唑栓的制备

［处方］　甲硝唑 2.5g、PEG400 5.5 g、PEG4000 5.5g。

［制法］　将甲硝唑粉研细，过六号筛备用，另取 PEG400 和 PEG4000 于水浴上加热熔化。在搅拌状态下缓缓加入甲硝唑，搅拌至溶解，将此溶液注入涂有润滑剂的栓模中，冷凝固化，削去模口溢出部分，脱模，包装，即得。

【思考题】

1. 栓剂为什么要测融变时限？

2. 什么是置换价，计算置换价的意义是什么？

3. 热熔法制备栓剂应该注意什么问题？

训练十七　手工皂的制备工艺

【实验目的】

掌握手工皂的制作方法及操作要点。

【实验原理】

1. **手工皂的含义**　手工皂是使用天然油脂与碱液，人工制作而成的肥皂。基本上是油脂和碱液起皂化反应的结果，经固化、熟成程序后可用来洗涤、清洁。手工皂还可依据个人的喜好与目的，加入各种不同的添加物，如牛乳、精油、香精、花草、中药材等。

手工皂早已在韩国、欧洲、日本和我国台湾、香港等地蔚为时尚。不仅可以根据个人的喜好制作出富有特色的手工皂香型、颜色、形状，还可以制作出符合自己肌肤特性的特效香皂。

2. **手工皂的种类**

(1)冷制皂。冷制，是相对于工业皂所采用的热溶法而言的。油脂、氢氧化钠溶液混合后，发生皂化反应。除了混合前需将固体的油脂加热熔化成液体外，在成皂的过程中是不需要高温加热的。反应完成后，皂液入模使其自然干燥，待 3～5 周后脱模便可直接使用。由于冷制皂在成皂的过程中不需要高温加热，所以可以减少天然维生素和营养成分的损失。

(2)热制皂。是利用热制法做成的皂。在油脂与氢氧化钠进行皂化反应至稠状阶段时，再以断续加热的方式，使其快速皂化。脱模后放置一周使水分蒸发，即可使用。

(3)再生皂。再生皂又被称为研磨皂，即对冷制皂的再次加工、优化。将脱模后的冷制皂刨成丝，加入添加物（牛乳、花草等），加热，使皂丝由固体转为液体，再重新固化即得到研磨皂。研磨皂很适合用来制作后期添加其他营养物质的肥皂。因为后期添加的物质，如油脂或其他营养护肤物质，不会被强碱破坏营养成分。如果对于已固化成型的皂体不满意，可以用研磨后再加热的方式重新制作。

(4)融化再制皂。利用市面上购买来的纯净的皂基，加热使其融化，添加色素、香精，入模制作而成。融化再制皂的制作过程比较简单,适合手工皂教学。但透明皂基含有让皂一再融化的化学物质,且皂基制作过程中的副产物甘油,也已被提走,因此,用融化再制法制得的肥皂比较不天然。

3. 为什么要自己制作手工皂?　手工皂具有较强的清洁力,并且丝毫不会破坏肌肤的角质层,这是因为其中所含的甘油能在清洁污垢的同时,形成一层保护膜,达到保护肌肤的效果。肌肤的角质层一旦出现老化现象,会使得重要的水分流失,以致肌肤干燥,出现皱纹。

4. 手工皂的制作流程(热制法)　称量油脂→配制碱液→计算用碱量及水量→加热油脂→混合碱液与油脂→搅拌皂液→添加物→入模保温→脱模→检验酸碱度→包装保存。

常见食用油脂的皂化价见表6-10。

表6-10　常见食用油脂的皂化价

油品名称(硬度佳)	皂化价	油品名称	皂化价	油品名称(超脂)	皂化价
椰子油20%	0.191	橄榄油(滋润)100%	0.134	玫瑰果油	0.137
棕榈油20%	0.141	山茶花油	0.136	小麦胚芽油	0.137
植物性白油30%	0.136	蓖麻油20%	0.128	甜杏仁油	0.136
可可脂15%	0.137	大豆油	0.135	酪梨油	0.134
乳油木果脂20%	0.128	葵花油	0.135	葡萄籽油20%	0.126
蜜蜡5%	0.069	芥花油(清爽)	0.132	荷荷巴油20%	0.069

5. 配制碱液

(1)计算碱量。计算公式如下。

$$碱量＝油脂量×皂化价$$

(2)计算水量。计算公式如下。

$$水量＝碱量×2.5$$
$$水量＝油脂量×0.33$$

注:水(纯水、蒸馏水、反渗透水)可以是冰块、果汁、牛奶、茶水、咖啡。硬水制造的皂起泡性、清洁性不佳。水量为碱量的2～3倍均可。

【实验材料】

(1)设备与器皿:电子天平、小铁盆、电磁炉、双耳锅、玻璃棒、试纸、模具、保鲜膜。

(2)药品与材料:橄榄油、椰子油、回锅油、氢氧化钠、纯净水、皂基、植物精油、牛奶。

【实验内容】

(一)橄榄皂的制作

[处方]　橄榄油400g、氢氧化钠53g、水130g、精油适量、香精适量、色素/花粉/花瓣(自选)适量。

[制法]　取氢氧化钠与水置耐热容器中,待氢氧化钠溶解后,备用。将橄榄油置于耐热容器中隔水加热,加热至油温50℃(45～65℃均可),得到油脂,备用。将氢氧化钠溶液一边搅拌一边少量缓慢倒入油脂中,快速匀速搅拌混合物30分钟(若用电动搅拌设备,5分钟即可),此时可加入精油、香精、色素/花粉/花瓣(自选)适量搅拌至黏稠状,静置

5分钟(不能出现油水分离),可倒入模具中,用刮刀挡住上面的气泡。1～2小时可凝固,建议一天后脱模。

(二)牛奶手工皂的制作

[处方] 皂基250g、牛奶50～100ml、基础油适量、香精适量、色素/花粉/花瓣(自选)适量。

[制法] 取皂基与牛奶置耐热容器中,隔水加热,边加热边搅拌,待全部溶解后,加入基础油(如精油、橄榄油、茶油等)、香精、色素/花粉/花瓣(自选)适量慢慢搅拌均匀,倒入模具中,用刮刀挡住上面的气泡。1～2小时可凝固,建议一天后脱模。

手工皂的制作

(三)家用日常清洁手工皂的制作

[处方] 椰子油100g、回锅油400g、氢氧化钠68g、水168g、精油适量、香精适量、色素/花粉/花瓣(自选)适量。

[制法] 取氢氧化钠与水置耐热容器中,待氢氧化钠溶解后,备用。将橄榄油、回锅油置于耐热容器中隔水加热,加热至油温50℃(45～65℃均可),得到油脂,备用。将氢氧化钠溶液一边搅拌一边少量缓慢倒入油脂中,快速匀速搅拌混合物30分钟(若用电动搅拌设备,5分钟即可),此时可加入精油、香精、色素/花粉/花瓣(自选)适量搅拌至黏稠状,静置5分钟(不能出现油水分离),可倒入模具中,用刮刀挡住上面的气泡。1～2小时可凝固,建议一天后脱模。

(四)附加物

1. 超脂油　如荷荷巴油、月见草油等。添加量需低于5%。制作过程中呈黏稠状时加入。

2. 精油　500g油用50～300滴。制作过程中呈黏稠状时加入。

3. 色素　根据色素性质,先溶解,再依照效果在不同时间加入。

4. 干料　矿泥、绿豆粉、珍珠粉、花粉等。500g油约用1茶匙。制作过程中呈黏稠状时加入。矿泥可使皂的硬度及质感更佳。

5. 湿料　果泥、蜂蜜、柠檬汁等。500g油以一汤匙为上限。制作过程中呈黏稠状时加入,加入后再搅拌5分钟以上,静置后油水不会分离才可倒入模具。

(五)检验酸碱度

手工皂制作完成后,若碱性太高会伤害肌肤,可测试酸碱度。手工皂一般pH值为8～9。若pH值超过10,建议不要用在肌肤上,可用于清洁浴室、马桶等。

(六)包装保存

手工皂会随着时间改变。保存的环境、时间长短不同,外观、"洗感"都会不一样。手工皂放干后可用保鲜膜紧密包装,以减少与空气的接触,并且放置在阴凉干燥处,这样可使香味较为持久,并避免过早酸败。一般保存时间为1年。

【功效】

美白保湿,滋润皮肤。

注意事项

(1)隔水加热要用小铁盆,塑料制品融化皂基,紧贴锅底容易烧坏。

(2)制作过程中若皂液未倒入模具就开始凝固,可重复加热。

(3)因色素不含固色剂,加入色素的皂需避光几日,避免褪色。

(4)手工皂凝固时不要放入冰箱,自然凝固即可,放入冰箱会有水珠产生。

【思考题】

1. 手工皂为什么要检测酸碱度?

2. 什么是皂化反应?

3. 制作手工皂时,需要注意什么问题?

训练十八　艾绒、艾炷的制备工艺

【实验目的】

(1)掌握艾绒的制作方法及操作要点。

(2)掌握艾条、艾炷的制作方法及操作要点。

【实验原理】

艾灸,中医针灸疗法中的灸法,是用艾叶制成的艾灸材料(如艾条、艾炷等)产生的艾热刺激体表穴位或特定部位,通过激发经气的活动来调整人体紊乱的生理生化功能,从而达到防病治病目的的一种治疗方法。

艾灸是用艾绒燃烧产生的热量刺激体表一定的穴位,通过经络的传导,以激发和调动人体内在的抗病能力,起到扶正祛邪、平衡阴阳、疏通经络的作用。

隔物灸通过对穴位的持续温灸,疏通瘀阻的经络气血,振奋低下或者衰退的功能,平衡失调的阴阳,以消除人体病痛,可祛风散寒,消炎止痛,舒筋活络,活血利窍,恢复健康,延缓衰老。

【实验材料】

(1)设备与器皿:艾条制作设备、艾炷制作设备、烘箱、标准药筛。

(2)药品与材料:艾叶、生姜。

【实验内容】

(一)艾绒的制作

[处方]　艾叶500g。

[制法]　将艾叶放入烘箱中进行烘干(100℃以下,需要12小时;120℃左右,需要6～7小时;170℃以上,需要4～5小时)。干燥完成后用手感来判断艾叶的干燥程度。干燥艾叶置于器具中,充分捣杵,令细软如绵,筛去灰尘及杂质梗,再焙燥,至其揉烂如绵即成艾绒,计算艾绒与艾叶的比例。

艾条、艾炷的制作

(二)艾炷的制作

[处方]　艾绒适量。

[制法]　将适量艾绒置于模具内,用示指、中指、拇指捏成圆锥状即为艾炷。艾绒捏压越实越好,根据需要,艾炷可制成拇指大、蚕豆大、麦粒大3种,分别称为大艾炷、中艾炷、小艾炷。

(三)艾条的制作

[处方]　艾绒适量。

[制法]　将适量艾绒置于艾条机上,以桑皮纸或纯棉纸卷成圆柱形,最后用糨糊将纸边黏合,两端纸头压实,即制成长约20cm、直径约1.5cm的艾条。

(四)隔物灸体验

将姜切成2～3cm厚度,置于合谷(虎口),感受热量传导。

【功效】

可安神助眠,帮助缓解压力;祛风散寒,扶正祛邪,温经通络;有助于缓解宫寒、经痛等虚寒疼痛;保养脾胃,改善消化不良等症状;预防感冒,增强免疫力。

注意事项

(1)粗艾绒。每500g艾叶得到350g粗艾绒。适用于一般灸法。

(2)细艾绒。每500g艾叶得到150g细艾绒。可用于直接灸法。

(3)艾绒善吸水,易受潮、霉烂或虫蛀,影响燃烧。故应将艾绒放于干燥容器内。

【思考题】

1. 什么是粗艾绒？什么是细艾绒？

2. 制作艾绒时,需要注意什么问题？

3. 隔物灸的适应证有哪些？

训练十九　膜剂的制备工艺

【实验目的】

(1)掌握膜剂的制备方法及操作注意事项。

(2)熟悉成膜材料的性质、特点与选用方法。

【实验原理】

膜剂是由原料药物与适宜的成膜材料加工制成的膜状制剂。可供口服或黏膜用。膜剂成型的关键之一是成膜材料。成膜材料及其他辅料应无毒、无刺激性、性质稳定、与原料药物兼容性良好。常用的成膜材料有聚乙烯醇(PVA)、丙烯酸树脂类、纤维素类及其他天然高分子材料。

膜剂除主药和成膜材料外,还需加入增塑剂(如甘油、乙酸甘油酯、丙二醇等)、填充剂(如淀粉、碳酸钙等)、着色剂、遮光剂(如二氧化钛)、矫味剂(如蔗糖、甜菊苷等)、表面活性剂、脱膜剂(如液体石蜡、甘油等)等辅料。

膜剂的制备工艺流程为:配制成膜材料浆液→加入药物及附加剂→脱泡→涂膜→干燥→脱膜→质检→分剂量→包装。

膜剂的制备主要采用涂膜法,除此法外尚可应用热塑法、挤出法及延压法等。

膜剂外观完整光洁、厚度一致、色泽均匀、无明显气泡。多剂量的膜剂,分格压痕应均匀清晰,并能按压痕撕开。

【实验材料】

(1)设备与器皿:天平、烧杯、玻璃棒、玻璃板、恒温水浴锅、烘箱、剪刀等。

(2)药品与材料:处方中的药物、PVA17-88、甘油、Tween-80、蒸馏水。

【实验内容】

称取上述 PVA 5g,置锥形瓶中,加蒸馏水 30ml,水浴加热,使之溶化成胶液,补足水分,备用。取甘油 1ml,Tween-80 3 滴,研磨,缓缓将 PVA 胶液加入,研匀,静置脱气泡后,供涂膜用。取玻璃板(5cm×20cm) 2 块,洗净,干燥,用 75% 乙醇涂擦消毒,再涂擦少许液体石蜡,用吸管吸取上述药液 10ml,倒于玻璃板上,摊匀,水平晾至半干,再 70℃ 干燥 1 小时。小心揭下药膜,用紫外线灭菌 20 分钟,封装于塑料袋中,即得。

膜剂的制备

注意事项

(1)PVA 液的配制。水浴加热,且将全部 PVA 溶解(没有亮点);搅拌不要太快,防止产生大量泡沫;随时补充失去的水分。

(2)本处方是空白膜剂,若加入药粉,药粉应过 120 目筛,在乳钵中加入甘油(一滴一滴加入)研成糊状,再加 Tween-80。

(3)涂膜。涂膜要均匀,且不能过薄。

【思考题】

1. 制备过程中甘油、Tween-80、蒸馏水各有何作用?

2. 膜剂在应用上有何特点?

中 篇

综合性及设计性实验

第七章　药物剂型的选择原则

剂型是药物施于临床的最终形式。制剂疗效主要取决于药物本身,但是在一定条件下,剂型对药物疗效的发挥也可起到关键性作用,主要表现为对药物释放、吸收的影响。同一种药物,剂型、辅料、制备方法及工艺操作上的差异,往往会使药物的稳定性和药物起效时间、作用强度、作用部位、持续时间及副作用等出现较大的差异。因此,剂型的选择是中药制药研究与生产的重要内容之一。通常按下述基本原则选择剂型。

一、根据防治疾病的需要选择

由于病有缓急,证有表里,须因病施治,对症下药,因此,对剂型的要求也各不相同。例如,对于急证患者,为使药物起效迅速,宜用汤剂、注射剂、气雾剂、舌下片及口服液等;对于药物作用需要持久、延缓者,则可用丸剂、膏药、缓释制剂、混悬剂或其他长效制剂。

为了适应给药部位的特点,需要应用不同的剂型,例如,皮肤疾患一般可用软膏剂、糊剂及巴布剂等;而某些腔道疾病如痔疮、溃疡、瘘管等,则可用栓剂、膜剂、条剂、线剂或钉剂等。

此外,为了更好地发挥和增强药物的疗效,加速或延缓药物的作用,或增加药物对某些系统的指向性、在靶组织的滞留性、对组织细胞的渗透性等,以适应治疗的需要,可加入各种赋形剂,采用新技术制备新剂型。例如,治疗冠心病心绞痛的心痛舒喷雾剂、苏冰滴丸,治疗气管炎的牡荆油微囊,治疗肿瘤的鸦胆子油乳注射液,及用化疗药物与猪苓多糖制成的多相脂质体等,都是根据其特殊需要制成的。

二、根据药物性质选择

中药的药物性质主要包括药性特点、理化性质、生物药剂学性质等方面内容,在很大程度上影响着剂型的选择。

中药药理作用的性质和特征以药性进行高度概括,体现了其在药理作用方面的总体趋势和特点,如疗效的强弱、毒性的大小等。根据中药药性特点,选择适宜的剂型,可达到增强药效、降低毒副作用、方便使用的目的。采用汤剂可增强解表方中药物辛散之性,如麻黄汤、桂枝汤等;以米糊、面糊、曲糊等制丸,缓慢溶散,逐步释放,可减弱毒性或刺激性药物的毒副作用,如小金丸、控涎丸、小活络丸。

中药药效成分的溶解度、油水分配系数、解离度、稳定性等理化性质,在很大程度上影响着中药制剂的疗效,应根据这些性质选择适宜的剂型,如八味丸治疗糖尿病,用药材粉末制丸剂有效,而水浸膏无效,这与该丸中主要药味之一山茱萸所含的齐墩果酸、熊果酸在水中不能溶出有关。此外,每种剂型都有一定的载药量范围,药物剂量大小在一定程度上决定了可制备成哪种剂型。应根据处方剂量大小,并结合其他因素,综合考虑。

中药药效成分在体内的生物药剂学过程是影响其疗效的关键因素,应根据具体情况选择适宜的给药途径和剂型。如天花粉蛋白是从天花粉中提取而得的一种结晶物,用于中期妊娠、死胎等的引产,只有经深部肌内注射一定剂量才显效,口服并无引产的药效。又如胰酶遇胃酸易失效,可制成肠溶胶囊或肠溶衣片服用,使其在肠内发挥消化淀粉、蛋白质和脂肪的作用。

三、根据五方便的要求选择

根据五方便的要求选择剂型,即根据便于服用、携带、生产、运输、贮藏等的要求来选择适当的剂型。例如,汤剂味苦量大,服用不便,将部分汤剂处方改制成颗粒剂、口服液、胶囊剂等,既能保持汤剂较好的疗效,又易于服用。甘草在制剂中用量很大,尤其是在生产复方甘草片等时,为运输方便则可在产地将甘草制成浸膏。

总之,恰当的剂型对药物疗效的发挥具有积极作用,因此,在选择剂型时,除了满足治疗、预防和诊断的需要外,应同时对药物性质、制剂稳定性、生物利用度、质量控制,及服用、生产、运输是否方便等做全面考虑,以确保中药制剂的安全、有效、稳定、均一。

第八章 综合性实验

训练二十 大山楂丸的制备工艺

【实验目的】

(1)掌握塑制法制备蜜丸的方法和操作要点。

(2)熟悉蜂蜜的选择、炼制与使用及药料的处理原则。

(3)了解丸剂的质量评定方法。

【实验原理】

丸剂系指药物细粉以炼制过的蜂蜜为黏合剂制成的制剂,是临床上应用最广泛的传统中药剂型之一。塑制法适用于制备蜜丸、浓缩丸、糊丸、蜡丸等。

其制备工艺流程为:原辅料的准备与处理→制丸块(合药)→搓丸条→分粒、搓圆→干燥→质检→包装。

蜂蜜的炼制系指蜂蜜加热熬炼的操作。得到的制品称为炼蜜。蜂蜜中含有较多的水分和死蜂、蜡质等杂质,故应用前须加以炼制,以除去杂质、破坏酶类、杀死微生物、降低水分含量、增加黏合力。根据炼制程度的不同,炼蜜分为 3 种规格,即嫩蜜、中蜜(炼蜜)、老蜜,可根据处方中药材的性质选用。

1. 嫩蜜 蜂蜜加热至 105～115℃,含水量在 17％～20％,密度为 1.35 左右,色泽无明显变化,稍有黏性。嫩蜜适合含较多油脂、黏液质、胶质、糖、淀粉、动物组织等黏性较强的药材制丸。

2. 中蜜(炼蜜) 嫩蜜继续加热,温度达到 116～118℃,含水量在 14％～16％,密度为 1.37 左右,出现浅黄色有光泽的、翻腾的均匀细气泡,用手捻有黏性,当两手指分开时无白丝出现。中蜜适合黏性中等的药材制丸,大部分蜜丸采用中蜜制丸。

3. 老蜜 中蜜继续加热,温度达到 119～122℃,含水量在 10％ 以下,密度为 1.4 左右,出现红棕色有光泽的较大的气泡,手捻之甚黏,当两手指分开时出现长白丝,滴入水中呈珠状。老蜜黏合力很强,适合黏性差的矿物质或纤维质药材制丸。

【实验材料】

(1)设备与器皿:搓丸板、搓条板、瓷盆、铝锅、烧杯、温度计、电炉、天平等。

(2)药品与材料:山楂、麸炒六神曲、炒麦芽、蜂蜜、蔗糖、蜡纸、塑料盒等。

【实验内容】

1. 方法步骤

[处方] 山楂 1000g、炒麦芽 150g、麸炒六神曲 150g。

[制法] 按以下步骤操作。

(1)以上 3 味,粉碎成细粉,过筛备用。

(2)将蜂蜜置于锅中,炼制成中蜜备用。

(3)按处方量称取以上 3 味药粉,混匀;另取蔗糖 600g,加水 270ml 与炼蜜 600g,混合,炼至相对密度约为 1.38(70℃)时,滤过,与上述药粉混匀,制成药团。

(4)将药团盖好放置 10 分钟左右,使药团充分吸收利用蜜汁,且软硬均匀。

(5)将药团搓成粗细均匀的丸条,将丸条分成每粒 9.0g 的丸粒并搓圆。

(6)将搓好的丸粒用蜡纸、塑料盒装好,用石蜡封好即可。

2. 质量控制

(1)性状。本品为棕红色或褐色的大蜜丸,味酸、甜。

(2)鉴别。

1)取本品,在显微镜下观察。果皮石细胞淡紫红色、红色或黄棕色,类圆形或多角形,直径约 125μm(山楂)。表皮细胞纵列,由 1 个长细胞与 2 个短细胞相间连接,长细胞壁厚,波状弯曲,木化(炒麦芽)。

2)取本品 9g,剪碎,加乙醇 40ml,加热回流 10 分钟,滤过,滤液蒸干,残渣加水 10ml,加热使溶解,用正丁醇 15ml 振摇提取,分取正丁醇液,蒸干,残渣加甲醇 5ml 使溶解,滤过。取滤液 1ml,加少量镁粉与盐酸 2～3 滴,加热 4～5 分钟后,即显橙红色。

3)取"鉴别"2)项下的滤液,作为供试品溶液。另取熊果酸对照品,加甲醇制成每 1ml 含 1mg 的溶液,作为对照品溶液。照薄层色谱法试验,吸取上述两种溶液各 2μl,分别点于同一硅胶 G 薄层板上,以三氯甲烷-丙酮(9∶1)为展开剂,展开,取出,晾干。喷以 10% 硫酸乙醇溶液,在 105℃加热至斑点显色清晰。供试品色谱中,在与对照品色谱相应的位置上,显相同的紫红色斑点。

(3)检查。

1)水分。测定法:于滴定杯中加入适量的费休氏试液,先将试液和系统中的水分预滴定除去,然后精密称取供试品适量(含水量为 0.5～5mg),迅速转移至滴定杯中,以永停滴定法指示终点,从仪器显示屏上直接读取供试品中水分的含量,其中每 1mg 水相当于 10.72C 电量。

除另有规定外,蜜丸和浓缩蜜丸中所含水分不得过 15.0%;水蜜丸和浓缩水蜜丸不得过 12.0%;水丸、糊丸、浓缩水丸不得过 9.0%。

蜡丸不检查水分。

2)重量差异。除另有规定外,滴丸照下述方法检查重量差异,应符合规定。

检查法:取供试品 20 丸,精密称定总重量,求得平均丸重后,再分别精密称定每丸的重量。每丸重量与标示丸重相比较(无标示丸重的,与平均丸重比较),按表 8-1 中的规定,超出重量差异限度的不得多于 2 丸,并不得有 1 丸超出限度 1 倍。

表 8-1　滴丸的重量差异限度

标示丸重或平均丸重/g	重量差异限度/%
≤0.03	±15
>0.03~0.10	±12
>0.10~0.30	±10
>0.30	±7.5

除另有规定外,糖丸照下述方法检查重量差异,应符合规定。

检查法:取供试品 20 丸,精密称定总重量,求得平均丸重后,再分别精密称定每丸的重量。每丸重量与标示丸重相比较(无标示丸重的,与平均丸重比较),按表 8-2 中的规定,超出重量差异限度的不得多于 2 丸,并不得有 1 丸超出限度 1 倍。

表 8-2　糖丸的重量差异限度

标示丸重或平均丸重/g	重量差异限度/%
≤0.03	±15
>0.03~0.30	±10
>0.30	±7.5

除另有规定外,其他丸剂照下述方法检查重量差异,应符合规定。

检查法:以 10 丸为 1 份(丸重 1.5g 及 1.5g 以上的以 1 丸为 1 份),取供试品 10 份,分别称定重量,再与每份标示重量(每丸标示量 × 称取丸数)相比较(无标示重量的,与平均重量比较),按表 8-3 中的规定,超出重量差异限度的不得多于 2 份,并不得有 1 份超出限度 1 倍。

表 8-3　其他丸剂的重量差异限度

标示丸重或平均丸重/g	重量差异限度/%
≤0.05	±12
>0.05~0.1	±11
>0.1~0.3	±10
>0.3~1.5	±9
>1.5~3	±8
>3~6	±7
>6~9	±6
>9	±5

包糖衣丸剂应检查丸芯的重量差异并符合规定,包糖衣后不再检查重量差异,其他包衣丸剂应在包衣后检查重量差异并符合规定;凡进行装量差异检查的单剂量包装丸剂及进行含量均匀度检查的丸剂,一般不再进行重量差异检查。

3)装量差异。除糖丸外,单剂量包装的丸剂,照下述方法检查装量差异,应符合规定。

检查法:取供试品 10 袋(瓶),分别称定每袋(瓶)内容物的重量,每袋(瓶)装量与标示装量相比较,按表 8-4 中的规定,超出装量差异限度的不得多于 2 袋(瓶),并不得有 1 袋(瓶)超出限度 1 倍。

表 8-4　单剂量包装丸剂的装量差异

标示袋(瓶)量/g	装量差异限度/%
≤0.5	±12
>0.5~1	±11
>1~2	±10
>2~3	±8
>3~6	±6
>6~9	±5
>9	±4

4)装量。除另有规定外,以重量标示的多剂量包装的丸剂,照下述方法检查装量,应符合规定。

检查法:取供试品 5 个(50g 以上者 3 个),除去外包装和标签,容器外壁用适宜的方法清洁并干燥,分别精密称定重量,除去内容物,容器用适宜的溶剂洗净并干燥,再分别精密称定空容器的重量,求出每个容器内容物的装量与平均装量,均应符合表 8-5 中的有关规定。如有 1 个容器装量不符合规定,则另取 5 个(50g 以上者 3 个)复试,应全部符合规定。

表 8-5　多剂量包装丸剂的装量检查

标示装量/g	口服及外用固体、半固体、液体、黏稠液体	
	平均装量	每个容器装量
<20	不少于标示装量	不少于标示装量的 93%
20~50	不少于标示装量	不少于标示装量的 95%
>50	不少于标示装量	不少于标示装量的 97%

以丸数标示的多剂量包装的丸剂,不检查装量。

5)溶散时限。除另有规定外,取供试品 6 丸,选择筛网孔径适当的吊篮(丸剂直径在 2.5mm 以下的用孔径约 0.42mm 的筛网,在 2.5~3.5mm 的用孔径约 1.0mm 的筛网,在 3.5mm 以上的用孔径约 2.0mm 的筛网),启动崩解仪进行检查。小蜜丸、水蜜丸和水丸应在 1 小时内全部溶散;浓缩丸和糊丸应在 2 小时内全部溶散。滴丸不加挡板检查,应在 30 分钟内全部溶散,包衣滴丸应在 1 小时内全部溶散。操作过程中,当供试品黏附挡板妨碍检查时,应另取供试品 6 丸,不加挡板进行检查。上述检查中,供试品应在规定时间内全部通过筛网。如有细小颗粒状物未通过筛网,但已软化且无硬心,可按符合规定论。

除另有规定外,大蜜丸及研碎、嚼碎后或用开水、黄酒等分散后服用的丸剂不检查溶散时限。

(4)含量测定。取"重量差异"项下的本品,剪碎,混匀,取约 3g,精密称定,加水 30ml,60℃水浴加热使充分溶散,加硅藻土 2g,搅匀,滤过,残渣用水 30ml 洗涤,100℃烘干,连同滤纸一并置索氏提取器中,加乙醚适量,加热回流提取 4 小时,提取液回收溶剂至干,残渣用石油醚(30~60℃)浸泡 2 次(每次约 2 分钟),每次 5ml,倾去石油醚液,残渣加无水乙醇-三氯甲烷(3:2)的混合溶液适量,微热使溶解,转移至 5ml 容量瓶中,用上述混合溶液稀释至刻度,摇匀,作为供试品溶液。另取熊果酸对照品适量,精密称定,加无水乙醇制成每 1ml 含 0.5mg 的溶液,作为对照品溶液。照薄层色谱法试验,精密吸取供试品溶液 5µl、对照品溶液 4µl 与 8µl,分别交叉点于同一硅胶 G 薄层板上,以环己烷-三氯甲烷-乙酸乙酯-甲酸(20:5:8:0.1)为展开剂,展开,取出,晾干,喷以 10% 硫酸乙醇溶液,在 110℃加热至斑点显色清晰,在薄层板上盖同样大小的玻璃板,周围用胶布固定,照薄层色谱法进行扫描,波长 $\lambda_S = 535nm$,$\lambda_R = 650nm$,测量供试品吸光度积分值与对照品吸光度积分值,计算,即得。

本品每丸含山楂以熊果酸($C_{30}H_{48}O_3$)计,不得少于 7.0mg。

(5)功能与主治。开胃消食。用于食积内停所致的食欲不振、消化不良、脘腹胀闷。

(6)用法与用量。口服,1 次 1~2 丸,1 日 1~3 次,小儿酌减。

注意事项

(1)炼蜜时应不断搅拌,以免溢锅。应根据方中药物的性质控制加热时间、温度、颜色、水分等,以达到适宜的炼蜜程度。过嫩含水量高,不利于药粉黏合,成丸易霉坏;过老丸块发硬,难以搓丸,成丸后不易崩解。

(2)合药时注意药粉与炼蜜的用量比例与蜜温,丸块应软硬适宜、滋润、不散不黏。

(3)搓丸条与分丸粒操作速度应适宜。丸条应粗细均匀,表面光滑无裂缝,内部充实无裂隙,以便分粒和搓圆。

(4)制丸时应在上下搓板沟槽中均匀涂布少量润滑剂,以防粘连,并使丸粒表面光滑。成丸后立即分装,无须干燥。

(5)丸剂极易染菌,应采取恰当的措施和方法,防止微生物污染。可根据药物的性质采用适宜的灭菌方法。

【思考题】

1. 如何炼制蜂蜜?为什么要炼蜜?

2. 嫩蜜、中蜜、老蜜的程度如何?各适合什么药粉制丸?

训练二十一　抗感颗粒的制备工艺

【实验目的】

(1)掌握颗粒剂的制备方法。

(2)掌握物料的混合方法。

(3)熟悉颗粒剂的质量检查。

【实验原理】

颗粒剂是指药物粉末与适宜的辅料混合制成的具有一定粒度的干燥颗粒状制剂。颗粒剂既可以直接吞服,也可以加水或一定浓度的酒冲服。颗粒剂可分为可溶性颗粒剂、混悬性颗粒剂、泡腾性颗粒剂、肠溶颗粒剂、缓释颗粒剂和控释颗粒剂等。

颗粒剂除可直接用来治疗疾病外,还可用来制备其他制剂,如作为硬胶囊剂的填充物、用来压片等。颗粒剂用来制备其他制剂可以起到改善物料流动性、减少粉尘飞扬等作用。

制备颗粒剂时,不耐湿热的物料,采用干法制粒;耐湿热的物料,多采用湿法制粒,尤其是一步制粒法和摇摆(挤压)制粒法。

与散剂相比,颗粒剂的附着性、飞散性、聚集性和吸湿性等均较小,服用也较方便,必要时可进行包衣,但多种颗粒的混合物由于颗粒大小不均或密度差异较大易导致剂量不准确。

【实验材料】

(1)设备与器皿:分析天平、真空干燥箱、托盘天平、电热套、恒温箱、煎煮锅等。

(2)药品与材料:金银花、绵马贯众、赤芍、乙醇、糖粉、糊精。

【实验内容】

1. 方法步骤

[处方]　金银花 700g、绵马贯众 233g、赤芍 700g。

[制法]　按以下步骤操作。

(1)有效成分提取、精制及浓缩。以上 3 味,加水煎煮 2 次,每次 1.5 小时,滤过,滤液合并并浓缩至约 830ml,加乙醇至含醇量达 50%,搅匀,放置过夜,滤过,滤液回收乙醇,并浓缩为相对密度为 1.28~1.30(50℃)的清膏。

(2)制软材。取清膏 1 份、糖粉 1.65 份、糊精 1.5 份及乙醇适量,制软材。

(3)制粒。将软材用强制挤压的方式通过规定筛网制粒。常用的设备有螺旋挤压式颗粒机、摇摆挤压式颗粒机等。

(4)干燥。湿颗粒应及时干燥,避免黏结成块、条,常用的干燥方法有加热法(烘箱)、真空干燥法及沸腾干燥法等。

(5)整粒。将干颗粒用一号筛除去黏结成块、条状的颗粒,将筛过的颗粒再用五号筛除去过细颗粒,以使颗粒均匀。

(6)包衣。常用薄膜包衣,以达到稳定、缓释和控释、肠溶的目的。

2. 质量控制

(1)性状。本品为棕黄色至黄棕色的颗粒,味甜、微苦。

(2)鉴别。

1)取本品 1g,研细,加甲醇 15ml,超声处理 20 分钟,滤过,滤液蒸干,残渣加甲醇 4ml 使溶解,作为供试品溶液。另取绿原酸对照品,加甲醇制成每 1ml 含 0.5mg 的溶液,作为对照品溶液。照薄层色谱法试验,吸取上述两种溶液各 1~2μl,分别点于同一聚酰胺薄膜上,以乙酸丁酯-甲酸-水(14:5:5)的上层溶液为展开剂,展开,取出,晾干,置紫外灯(365nm)下检视。供试品色谱中,在与对照品色谱相应的位置上,显相同颜色的荧光斑点。

2)取芍药苷对照品,加甲醇制成每 1ml 含 1mg 的溶液,作为对照品溶液。照薄层色谱法试验,吸取"鉴别"1)项下的供试品溶液与上述对照品溶液各 5~10μl,分别点于同一硅胶 G 薄层板上,以三氯甲烷-乙酸乙酯-甲醇-甲酸(40:5:10:0.2)为展开剂,展开,取出,晾干,喷以 5% 香草醛硫酸溶液,在 105℃加热至斑点显色清晰。供试品色谱中,在与对照品色谱相应的位置上,显相同颜色的斑点。

（3）检查。

1）粒度。除另有规定外，取单剂量包装的 5 袋（瓶）或多剂量包装的 1 袋（瓶），称定重量，置该剂型或品种项下规定的上层（孔径大的）药筛上（下层的筛下配有密闭的接收容器），保持水平状态过筛，左右往返，边筛动边拍打 3 分钟。取不能通过大孔径筛的颗粒和能通过小孔径筛的粉末，称定重量，计算其所占比例（%）。不能通过一号筛与能通过五号筛的总和不得超过 15%。

2）水分。测定法：于滴定杯中加入适量的费休氏试液，先将试液和系统中的水分预滴定除去，然后精密称取供试品适量（含水量为 0.5～5mg），迅速转移至滴定杯中，以永停滴定法指示终点，从仪器显示屏上直接读取供试品中水分的含量，其中每 1mg 水相当于 10.72C 电量。

除另有规定外，水分不得超过 8.0%。

3）干燥失重。除另有规定外，化学药品和生物制品颗粒剂，照干燥失重测定法测定，于105℃干燥（含糖颗粒应在 80℃减压干燥）至恒重，减失重量不得超过 2.0%。

4）溶化性。除另有规定外，颗粒剂照下述方法检查溶化性，应符合规定。

可溶性颗粒剂检查法：取供试品 10 g（中药单剂量包装取 1 袋），加热水 200ml，搅拌 5 分钟，立即观察，可溶性颗粒应全部溶化或有轻微混浊。

泡腾性颗粒剂检查法：取供试品 3 袋，将内容物分别转移至盛有 200ml 水的烧杯中，水温为 15～25℃，应迅速产生气体且呈泡腾状，5 分钟内颗粒应完全分散或溶解在水中。颗粒剂按上述方法检查，均不得有异物，中药颗粒还不得有焦屑。

混悬性颗粒剂及已规定检查溶出度或释放度的颗粒剂可不进行溶化性检查。

5）装量差异。单剂量包装的颗粒剂按下述方法检查装量差异，应符合规定。

检查法：取供试品 10 袋（瓶），除去包装，分别精密称定每袋（瓶）内容物的重量，求出每袋（瓶）内容物的装量与平均装量。每袋（瓶）装量与平均装量相比较［凡无含量测定的颗粒剂或有标示装量的颗粒剂，每袋（瓶）装量应与标示装量比较］，按表 8-6 中的规定，超出装量差异限度的颗粒剂不得多于 2 袋（瓶），并不得有 1 袋（瓶）超出装量差异限度 1 倍。

表 8-6　单剂量包装颗粒剂的装量差异限度

平均装量或标示装量/g	装量差异限度/%
≤1.0	±10
>1.0～1.5	±8
>1.5～6.0	±7
>6.0	±5

凡规定检查含量均匀度的颗粒剂，一般不再进行装量差异检查。

6）装量。以重量标示的多剂量包装的颗粒剂，照下述方法检查装量，应符合规定。

检查法：除另有规定外，取供试品 5 个（50g 以上者 3 个），除去外包装和标签，容器外壁用适宜的方法清洁并干燥，分别精密称定重量，除去内容物，容器用适宜的溶剂洗净并干燥，再分别精密称定空容器的重量，求出每个容器内容物的装量与平均装量，均应符合表 8-7 中的有关规定。如有 1 个容器装量不符合规定，则另取 5 个（50g 以上者 3 个）复试，应全部符合规定。

表 8-7　多剂量包装颗粒剂的装量检查

| 标示装量/g | 口服及外用固体、半固体、液体、黏稠液体 | |
	平均装量	每个容器装量
＜20	不少于标示装量	不少于标示装量的 93%
20～50	不少于标示装量	不少于标示装量的 95%
＞50	不少于标示装量	不少于标示装量的 97%

（4）含量测定。

1）色谱条件与系统适用性试验。以十八烷基硅烷键合硅胶为填充剂，以甲醇-0.1% 磷酸水溶液（30：70）为流动相，检测波长为 230nm。理论板数按芍药苷峰计算应不低于 5000。

2）对照品溶液的制备。取芍药苷对照品适量，精密称定，加甲醇制成每 1ml 含 60μg 的溶液，即得。

3）供试品溶液的制备。取"装量差异"项下的本品，研细，取 0.6g，精密称定，置具塞锥形瓶中，精密加入甲醇 50ml，密塞，称定重量，超声处理（功率 250W，频率 33kHz）10 分钟，放冷，再称定重量，用甲醇补足减失的重量，摇匀，滤过，取续滤液，即得。

4）测定法。分别精密吸取对照品溶液与供试品溶液各 10μl，注入液相色谱仪，测定，即得。

本品每袋含赤芍以芍药苷（$C_{23}H_{28}O_{11}$）计，不得少于 55.0mg。

（5）功能与主治。清热解毒。用于外感风热引起的感冒，症见发热、头痛、鼻塞、喷嚏、咽痛、全身乏力酸痛。

（6）用法与用量。开水冲服，1 次 1 袋，1 日 3 次，小儿酌减或遵医嘱。

> **注意事项**
>
> （1）糊精、糖粉应选用优质干燥品，糖粉碎后应立即使用，对受潮的糖粉、糊精，投料前应另行干燥，并过 60 目筛。
>
> （2）浓缩后的清膏黏稠性大，与辅料混合时应充分搅拌，至色泽均匀为止。
>
> （3）稠膏应具适宜的相对密度，在制软材时，如有必要可加适当浓度的乙醇，以调整软材的干湿度，利于制粒与干燥。干燥时注意温度不宜过高，并应及时翻动。
>
> （4）稠膏与糖粉、糊精混合时，稠膏的温度在 40℃ 左右为宜。温度过高则糖粉熔化，软材黏性太强，使颗粒坚硬；温度过低则难以混合均匀。

【思考题】

1. 在本实验颗粒剂的制备过程中两次加入乙醇的目的各是什么？

2. 糊精和糖粉在颗粒剂的制备过程中各起什么作用？

3. 将药物制成颗粒剂的优点有哪些？

训练二十二 **元胡止痛口服液的制备工艺**

【实验目的】

(1)掌握口服液的制备方法。

(2)熟悉精制浸出制剂的制备工艺。

【实验原理】

口服液具有中药注射剂的工艺特点,是将汤剂进一步精制、浓缩、灌封、灭菌而得到的一种剂型。口服液最早是以保健品的形式出现于市场的,如西洋参口服液、元能口服液、太太口服液等。近年来,许多治疗性的口服液已大量涌现,如柴胡口服液、玉屏风口服液、银黄口服液、抗病毒口服液、清热解毒口服液等。

口服液具有服用剂量小、吸收较快、质量稳定、携带和服用方便、易保存等优点,尤其适合工业化生产。有些品种可适用于中医急证用药,如四逆汤口服液、银黄口服液。近年来,多将片剂、颗粒剂、丸剂、汤剂、合剂、注射剂等改制成口服液,口服液已成为药物制剂中发展较快的剂型之一。但口服液的生产设备和工艺条件要求都较高,成本较昂贵。

【实验材料】

(1)设备与器皿:水浴锅、电炉、烧杯等。

(2)药品与材料:醋延胡索、白芷、β-环糊精、蔗糖、甜菊素等。

【实验内容】

1. 方法步骤

[处方] 醋延胡索 267g、白芷 134g。

[制法] 按以下步骤操作。

(1)有效成分的提取、精制及浓缩。以上 2 味,粉碎成粗粉,用 60% 乙醇浸泡 24 小时,回流提取 2 次,第 1 次 3 小时,第 2 次 2 小时,滤过,合并滤液,滤液减压浓缩为相对密度为 1.02~1.04(55℃)的清膏。

(2)口服液的制备。将制得的清膏离心,取上清液,加入 β-环糊精、蔗糖和甜菊素适量,在 50℃下搅拌 1 小时,加水调整总量至 1000ml,调节 pH 值至 4.0~5.5,搅匀,滤过,灌封。

2. 质量控制

(1)性状。本品为棕黄色至棕红色的液体,气微,味微苦、甜、酸。

(2)鉴别。

1)取本品 10ml,加浓氨试液 1ml,摇匀,用三氯甲烷振摇提取 2 次,每次 30ml,合并三氯甲烷液,蒸干,残渣加甲醇 2ml 使溶解,作为供试品溶液。取延胡索对照药材 1g,加浓氨试液适量使湿润,加三氯甲烷 10ml 浸渍过夜,超声处理 15 分钟,滤过,滤液蒸干,残渣加甲醇 2ml 使溶解,作为对照药材溶液。取延胡索乙素对照品,加甲醇制成每 1ml 含 1mg 的溶液,作为对照品溶液。照薄层色谱法试验,吸取供试品溶液与对照药材溶液各 5μl、对照品溶液 2μl,分别点于同一硅胶 G 薄层板上,以环己烷-三氯甲烷-甲醇(5:3:0.5)为展开剂,展开,取出,晾干,置碘蒸气中熏至斑点显色清晰,挥尽板上吸附的碘后,置紫外灯(365nm)下检视。供试品色谱中,在与对照品色谱相应的位置上,显相同颜色的荧光斑点;在与对照药材色谱相应的位置上,显相同颜色的荧光主斑点。

2)取本品 20ml,加乙醚振摇提取 2 次,每次 30ml,合并乙醚液,挥干,残渣加乙酸乙酯 1ml 使溶解,作为供试品溶液。另取白芷对照药材 0.5g,加乙醚 10ml,振摇 30 分钟,放置,取上清液作为对照药材溶液。照薄层色谱法试验,吸取上述两种溶液各 3～5μl,分别点于同一硅胶 G 薄层板上,以石油醚(60～90℃)-乙醚-甲酸(10:10:1)为展开剂,展开,取出,晾干,置紫外灯(365nm)下检视。供试品色谱中,在与对照药材色谱相应的位置上,显相同颜色的荧光主斑点。

(3)检查。

1)相对密度。

检查法(图 8-1):取洁净、干燥并精密称定重量的比重瓶,装满供试品(温度应低于 20℃或各品种项下规定的温度)后,装上温度计(瓶中应无气泡),置 20℃(或各品种项下规定的温度)的水浴中放置若干分钟,使内容物的温度达到 20℃(或各品种项下规定的温度),用滤纸除去溢出侧管的液体,立即盖上罩。然后将比重瓶自水浴中取出,再用滤纸将比重瓶的外面擦净,精密称定。用此重量减去比重瓶的重量即为供试品的重量。求得供试品的重量后,将供试品倾去,洗净比重瓶,装满新沸过的冷水,再照上法测得同一温度时水的重量,按下式计算,即得。(图 8-1a)

$$供试品的相对密度=供试品重量/水重量$$

或取洁净、干燥并精密称定重量的比重瓶,装满供试品(温度应低于 20℃或各品种项下规定的温度)后,插入中心有毛细孔的瓶塞,用滤纸将从塞孔中溢出的液体擦干,置 20℃(或各品种项下规定的温度)恒温水浴中,放置若干分钟,随着供试液温度的上升,过多的液体将不断从塞孔溢出,随时用滤纸将瓶塞顶端擦干,待液体不再由塞孔溢出,迅速将比重瓶自水浴中取出,照上述方法,自"再用滤纸将比重瓶的外面擦净"起,依法测定,即得。(图 8-1b)

测得的相对密度应不低于 1.05。

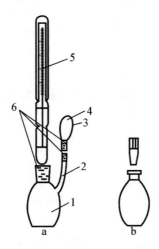

图 8-1 相对密度检查法
1. 比重瓶主体;2. 侧管;3. 侧孔;4. 罩;5. 温度计;6. 玻璃磨口

2)pH 值。溶液的 pH 值使用酸度计测定。水溶液的 pH 值通常以玻璃电极为指示电极、饱和甘汞电极或银-氯化银电极为参比电极进行测定。酸度计应定期进行计量检定,并符合国家有关规定。测定前,应采用下列标准缓冲液校正仪器,也可用国家标准物质管理部门发放的标示 pH 准确至 0.01pH 单位的各种标准缓冲液校正仪器。

使用酸度计测定的 pH 应为 4.0～5.5。

3)装量。照下述方法检查装量,应符合规定。

检查法:单剂量罐装的口服液,取供试品 5 支,将内容物分别倒入经标化的量入式量筒内,在室温下检视,每支装量与标示装量相比较,少于标示装量的不得多于 1 支,并不得少于标示装量的 95%。

多剂量灌装的合剂,除另有规定外,取供试品 5 个(50ml 以上者 3 个),开启时注意避免损失,将内容物转移至预经标化的干燥量入式量筒中(量具的大小应使待测体积至少占其额定体积的 40%),倾出黏稠液体后,除另有规定外,将容器倒置 15 分钟,尽量倾净。2ml 及以下者用预经标化的干燥量入式注射器抽尽。读出每个容器内容物的装量,并求其平均装量,均应符合表 8-8 中的有关规定。如有 1 个容器装量不符合规定,则另取 5 个(50ml 以上者 3 个)复试,应全部符合规定。

表 8-8 多剂量灌装合剂的装量检查

标示装量/ml	口服及外用固体、半固体、液体、黏稠液体	
	平均装量	每个容器装量
<20	不少于标示装量	不少于标示装量的 93%
20～50	不少于标示装量	不少于标示装量的 95%
>50	不少于标示装量	不少于标示装量的 97%

(4)含量测定。

1)色谱条件与系统适用性试验。以十八烷基硅烷键合硅胶为填充剂,以乙腈-0.1% 磷酸水溶液(40:60)为流动相(三乙胺调节 pH 值至 6.0),检测波长为 280nm。理论板数按延胡索乙素峰计算应不低于 6000。

2)对照品溶液的制备。取延胡索乙素对照品适量,精密称定,加甲醇制成每 1ml 含 25μg 的溶液,即得。

3)供试品溶液的制备。精密量取本品 10ml,置 50ml 容量瓶中,加甲醇 30ml,超声处理(功率 300W,频率 40kHz)10 分钟,取出,放冷,用甲醇稀释至刻度,摇匀,放置,取上清液,滤过,取续滤液,即得。

4)测定法。分别精密吸取对照品溶液与供试品溶液各 10μl,注入液相色谱仪,测定,即得。

本品每 1ml 含醋延胡索以延胡索乙素($C_{21}H_{25}O_4N$)计,不得少于 80μg。

(5)功能与主治。理气,活血,止痛。用于气滞血瘀的胃痛、胁痛、头痛及痛经。

(6)用法与用量。口服,1 次 10ml,1 日 3 次;或遵医嘱。

注意事项

（1）加热回流前应浸泡一定时间，使药材组织或细胞软化、膨胀，以利于有效成分溶出、扩散。

（2）滤液以减压浓缩为好，这样可以降低浓缩温度，缩短浓缩时间。

（3）灌装时轧封要严密，防止松动，以防药液稳定性受到影响。

【思考题】

1. β-环糊精、蔗糖和甜菊素在口服液的制备中各起什么作用？

2. 将药物制成口服液的优点有哪些？

第九章　设计性实验

训练二十三　各种剂型的处方设计与制备

【实验目的】

(1)熟悉药物性质与剂型设计的关系。

(2)熟悉不同剂型中辅料的选择原则及其用量的确定方法。

(3)通过不同剂型、不同辅料及不同辅料用量的考查,培养学生的综合实验能力。

【实验原理】

剂型是为适应治疗或预防的需要而制备的不同给药形式。剂型与给药途径、临床治疗效果有着非常密切的关系,因此,剂型设计关系到一种有效的药物在临床上是否能够充分发挥其应有的作用、保证用药安全的问题。在剂型确定以后,处方设计与处方筛选就成为临床用药成败的关键。

本实验需在给定的几种药物中选择一种,通过查阅文献了解药物的理化性质、生物学性质、药理作用及临床应用,并根据药物的理化性质、药理作用及临床应用,选择适宜的给药途径和剂型。在口服溶液剂、口服乳剂、口服混悬剂、片剂、软膏剂、栓剂和注射剂等剂型中,选择任意一种剂型进行设计与制备,根据文献资料和预实验选择适宜的辅料和用量,最终制备出具有实际应用价值的药物剂型,并满足该剂型项下的质量要求,达到综合运用所学各种知识的目的。

【实验材料】

(1)设备与器皿:单冲压片机、崩解仪、渗透压测定仪、溶出仪、硬度计、粉碎机(或乳钵)、制粒与整粒用筛网、旋转蒸发仪、离心机、干燥器、恒温水浴锅、磁力搅拌器、熔封机、高压灭菌锅、冷冻干燥机、轧盖机、凝固点测定仪、共熔点测定仪、微孔滤膜过滤器、紫外-可见分光光度计、融变仪、栓剂模具、组织捣碎机、滴丸机、高压均质机、包衣锅、挤出滚圆造粒机、离心造粒机等。

(2)药品与材料。

1)原料药。尼莫地平、鱼肝油、氨苄西林、甲硝唑、双氯芬酸钾、布洛芬、氯霉素、呋喃西林、鸭胆子油、月见草油、莪术油、对乙酰氨基酚、维生素 C、阿奇霉素。

2)辅料。蔗糖、羊毛脂、淀粉、阿拉伯胶、西黄蓍胶、液体石蜡、盐酸、枸橼酸、枸橼酸钠、卡波姆、氢氧化钠、焦亚硫酸钠、凡士林、预胶化淀粉、乳糖、微晶纤维素、石蜡、硬脂酸、羟丙甲基纤维素、甘油、海藻酸钠、聚乙烯吡咯烷酮、Tween-80、交联羧甲基纤维素钠、Span-80、交联聚乙烯吡咯烷酮、羧甲基纤维素钠、硅藻土、羧甲基淀粉钠、三乙醇胺、十二烷基硫酸钠、羟苯乙酯、低取代羟丙基纤维素、硬脂酸镁、滑石粉、PEG400、PEG2000、PEG4000、PEG6000、微粉硅胶、单硬脂酸甘油酯、乙醇、甘油、明胶、聚氧乙烯（40）单硬脂酸酯（S-40）、丙二醇、泊洛沙姆（Pluronic F-68）、亚硫酸钠、乙二胺四乙酸二钠、注射用水、二氧化钛、大豆磷脂、油酸、油酸钠、大豆油、甲基纤维素、乙基纤维素（EC）。

【实验内容】

(一)实验方法与步骤

实验方法与步骤如下。

(1)确定选择的药物。

(2)查阅文献,获得所选择药物的理化性质、生物学性质、药理作用及临床应用等与剂型设计和质量评价相关的处方前研究资料。

(3)确定给药途径,选择剂型,并说明选择剂型和确定剂量的依据。

(4)设计处方及制备工艺。

(5)进行处方筛选与制备工艺的优化,获得优化处方和制备工艺。

(6)对所制备的药物制剂进行质量评价。

(二)处方设计与制备的重点问题

以下是各剂型处方设计与制备需重点关注和解决的问题。

1. 片剂

(1)粉末直接压片、干法制粒压片、湿法制粒压片。

(2)填充剂的种类、用量。

(3)黏合剂(或润湿剂)的种类、用量。

(4)崩解剂的种类、用量及加入方法。

(5)其他附加剂的种类、用量。

2. 软膏剂

(1)基质的类型、用量。

(2)乳剂型基质中乳化剂的类型、用量。

(3)不同基质对药物释放的影响。

(4)抑菌剂的种类、用量。

(5)其他附加剂的种类、用量。

3. 栓剂

(1)基质的种类、用量。

(2)不同基质对药物溶出速度的影响。

(3)渗透促进剂的种类、用量。

(4)表面活性剂的种类、用量。

(5)其他附加剂的种类、用量。

4. 注射剂

(1)溶剂的种类、用量。

(2)增溶剂、助溶剂的种类和用量。

(3)pH 调节剂的种类、用量。

(4)抗氧剂、金属离子络合剂的种类。

(5)其他附加剂的种类、用量。

5．溶液剂

(1)溶剂的种类、用量。

(2)pH调节剂的种类、用量。

(3)增溶剂、助溶剂的种类和用量。

(4)其他稳定剂的种类、用量。

(5)防腐剂的种类、用量。

(6)矫味剂的种类、用量。

6．混悬剂

(1)溶剂的种类、用量。

(2)pH调节剂的种类、用量。

(3)助悬剂的种类、用量。

(4)絮凝剂的种类、用量。

(5)混悬粒子的粒径。

(6)矫味剂的种类、用量。

7．乳剂

(1)油相的种类、用量。

(2)乳化剂的种类、用量。

(3)亲水亲油平衡值的确定。

(4)矫味剂的种类、用量。

(5)其他附加剂的种类、用量。

(6)药物的加入方式。

8．膜剂

(1)成膜材料的种类、用量。

(2)增塑剂的种类、用量。

(3)着色剂的种类、用量。

(4)其他附加剂的种类、用量。

(5)药物的加入方式。

9．滴丸剂

(1)基质的种类、用量。

(2)滴制管内径的大小。

(3)冷凝液的种类、用量。

(4)其他附加剂的种类、用量。

10．脂质体

(1)脂质体膜材的种类、用量。

(2)稳定剂的种类、用量。

(3)介质的种类、用量。

(4)其他附加剂的种类、用量。

(5)药物的加入方式。

11．包衣处方

(1)成膜材料的种类、用量。

(2)增塑剂的种类、用量。

(3)抗黏着剂的种类、用量。

(4)着色剂的种类、用量。

(5)其他附加剂的种类、用量。

12．微丸

(1)黏合剂(或润湿剂)的种类、用量。

(2)填充剂的种类、用量。

(3)其他附加剂的种类、用量。

(4)微丸的制备方法。

13．滴眼剂

(1)溶剂的种类、用量。

(2)增溶剂、助溶剂的种类和用量。

(3)pH 调节剂的种类、用量。

(4)抗氧剂、金属离子络合剂的种类。

(5)缓冲剂的种类、用量。

(6)抑菌剂的种类、用量。

(7)其他附加剂的种类、用量。

14．贴剂

(1)基质的种类、用量。

(2)药物的加入方式。

(3)其他附加剂的种类、用量。

15．巴布剂

(1)基质的种类、用量。

(2)药物的加入方式。

(3)其他附加剂的种类、用量。

16．微囊

(1)囊材的种类、用量。

(2)囊心物粒径大小。

(3)囊材与囊心物的比例。

(4)固化剂的种类、用量。

(5)其他稳定剂的种类、用量。

17．冻干粉针剂

(1)溶剂的种类、用量。

(2)增溶剂、助溶剂的种类和用量。

(3)冻干支撑剂的种类、用量。

(4)pH 调节剂的种类、用量。

(5)其他附加剂的种类、用量。

18．凝胶剂

(1)基质的类型、用量。

(2)不同基质对药物释放的影响。

(3)抑菌剂的种类、用量。

(4)其他附加剂的种类、用量。

19．微球

(1)骨架材料的种类、用量。

(2)乳化剂的种类、用量。

(3)交联剂的种类、用量。

(4)其他附加剂的种类、用量。

【实验结果与讨论】

(一)剂型设计与制备

(1)说明剂型选择的依据。

(2)说明辅料选择及用量确定的依据。

(3)写出完整的处方、制备工艺及流程。

(4)写出处方筛选和制备工艺优化的过程与结果。

(5)写出所制备制剂的质量检查项目、方法和结果。

(6)写出对所设计和制备的药物制剂综合评价的结论。

(7)写出对所存在的问题进一步改进的方法和建议。

(二)药物制剂质量检查

各剂型药物制剂应检查以下项目，并符合各剂型项下的有关规定。

1．片剂　规格、外观、药物含量、重量差异、硬度、脆碎度、崩解时限、溶出度。

2．软膏剂　规格、外观、药物含量、药物释放速度、熔程、稠度、耐热及耐寒实验。

3．栓剂　规格、外观、药物含量、药物溶出速度、重量差异、融变时限。

4．注射剂　规格、外观、药物含量、澄清度、稳定性、pH 值、渗透压、热原。

5．溶液剂　规格、外观、药物含量、澄清度、稳定性、pH 值。

6．混悬剂　规格、外观、药物含量、沉降体积比、稳定性、pH 值、粒子大小。

7．乳剂　规格、外观、药物含量、稳定性、pH 值、粒子大小。

8．膜剂　规格、外观、药物含量、重量差异、溶化时限。

9．滴丸剂　规格、外观、药物含量、重量差异、溶散时限、含量均匀度。

10．脂质体　规格、外观、药物含量、形态、粒度、包封率。

11．包衣处方　外观、包衣增重、崩解时限、耐酸度。

12．微丸　规格、外观、粒度、药物含量、重量差异、释放度、含量均匀度。

13．滴眼剂　规格、外观、药物含量、澄清度、稳定性、pH 值、张力、黏度、渗透压。

14．贴剂　规格、外观、药物含量、重量差异、面积差异、含量均匀度、释放度。

15．巴布剂　规格、外观、药物含量、重量差异、面积差异、含量均匀度、释放度。

16．微囊　规格、外观、药物含量、粒径、形态、载药量与包封率、释放速率。

17．冻干粉针剂　规格、外观、药物含量、澄清度、稳定性、pH 值、渗透压、热原、再分散性、溶液颜色。

18. 凝胶剂 规格、外观、药物含量、药物释放速度、稠度、耐热及耐寒实验。

19. 微球 规格、外观、粒度分布、药物含量、载药量、突释。

注：含量测定方法可选择滴定法、紫外-可见分光光度法或高效液相色谱法。

【思考题】

1. 药物剂型设计的基本原则有哪些？

2. 你从本实验中得到了哪些启示？

3. 你所设计的实验有何创新点？

下　篇

实践与应用

第十章 液体制剂生产实训操作

训练二十四 液体制剂生产车间的标准操作流程

【实训目的】

(1)掌握液体制剂的制备方法及生产工艺过程。

(2)熟悉液体制剂生产的洁净度及质量管理要求。

(3)熟悉液体制剂生产操作及质量控制各环节的要点。

(4)液体制剂常用生产设备的清洁、使用及保养方法。

【实训指导】

岗位的洁净度要求如下。

配液岗位的洁净度要求达到 D 级,不能热压灭菌的口服液体制剂配液岗位要求控制在 C 级。

滤过岗位和分装岗位的洁净度要求与配液岗位的洁净度要求一致。

液体制剂的包装主要指制剂的外包装。因产品的内包装完成后,药液与外界环境已经隔离,不会造成药液的污染,故包装操作一般在 D 级洁净环境中完成。

【实训操作】

(一)配液

1. 岗位职责 配液岗位的主要任务包括配液前准备、液体配制、配制结束后的清场 3 个部分。岗位人员除负有按生产指令完成液体配制的任务外,还需承担以下责任。

(1)按 D 级(或 C 级)洁净室入场规程进入生产岗位,并执行洗手、消毒程序。

(2)对配液前生产环境、设备是否达到规定的生产要求进行检查,并确认准许进入生产操作工序。

(3)对称量器具进行校正,并对称量操作规范及投料的准确性负责。

(4)按规定的操作程序添加各类物料,进行配液操作,并对配制液体的容量、浓度、分散度与均匀度负责。

(5)按规定进行生产岗位环境的清场与消毒。

(6)按实际操作过程填写生产记录,并对各项数据的真实性与准确性负责。

2. 操作过程 配液操作的具体操作步骤是:审核生产物料→称取(或量取)所需物料→配液前检查与清洗→实施配液操作→中间体检验→完成配液操作,进入下一操作工序。

(1)溶解。主要用于配制真溶液或亲水胶体溶液,通常在配液罐内完成配液操作,分稀配法和浓配法两种。稀配法是指将物料溶解于足量溶剂中,搅拌使之溶解,一步配制成所需浓度的操作方法。稀配法适用于原料质量好、杂质少而药物的溶解度较低的物料。浓配法是指将物料溶解于少量溶剂中,使之溶解后,进行滤过,在滤液中加入足量的溶剂稀释到所需浓度的操作方法。浓配法适用于原料质量较差、杂质多而药物的溶解度相对较高的物料。浓配法常采用升高温度、搅拌、粉碎等措施来加快溶解速度,同时也保证配液罐内药液浓度均一。

注意事项

在药品生产企业,配液操作均在配液罐中进行,配液时首先要按配液罐的标准操作法进行检查和操作。溶解技术的应用有助于改善制剂的质量,除此之外,操作时还应注意以下几点。

(1)溶解顺序。当处方中存在多个固体物料时,投料应遵循"难溶的先溶、附加剂先溶"的原则,将物料依次溶解。

(2)增溶剂的使用。如果处方中有增溶剂,则投料时必须先将增溶质与增溶剂的溶液混合均匀,再加入水进行稀释。

(3)混合顺序。操作中有时为了方便溶解,会将不同的物料分别用适宜的溶剂溶解制成溶液,再将几种溶液混合均匀制成制剂。这种操作方法通常称为混合法。当处方中同时存在固体与液体物料,且其中的液体物料是非水溶剂时通常采用混合法。混合的一般原则是"先稀释,后混合",目的是防止混合时由于溶剂的改变而导致混合液析出沉淀,影响质量。

(4)胶体的"溶胀"。亲水胶体的颗粒溶解速度较慢,主要是因为胶体的颗粒遇水后,表面可形成黏稠的水化层,阻止水分继续渗透而形成团块,很难形成均质液体。为防止此现象的产生,制备亲水胶体溶液时,可先在配液罐内加水,再将胶体物料均匀撒入水中,使其自然吸收水分,完全膨胀后再进行搅拌或加热溶解。这种操作称为胶体的"溶胀"。

(2)分散或凝聚。分散法和凝聚法主要用于疏水胶体溶液与混悬剂的配制。分散法是将固体物料研磨成细度符合要求的微粒,再加入分散溶媒调整至所需浓度的操作方法。凝聚法则是将物料分别溶解制成溶液,再将几种溶液混合,使药物分子或离子聚结成符合混悬剂要求的微粒,从而制成混悬剂的操作方法。

1)分散法。即借助球磨机、胶体磨等分散设备,将固体物料研磨分散成大小适宜的微粒而制成混悬剂。研磨时或直接研磨,亦可加液研磨。加助悬剂研磨可能对亲水性药物的影响不大,但对疏水性药物而言,药物与助悬剂共同研磨可使微粒更细腻,分散效果更好。生产中,分散设备的效率高低及研磨分散的时间长短均会影响混悬剂的质量。

2)凝聚法。与分散法相反,凝聚法是使小的分子或离子逐渐凝聚成大的混悬微粒。这种方法可以在普通的配液罐内进行,而无须加用其他设备。凝聚过程可能是由于溶剂改变,药物的溶解度随之变化而析出结晶;也可能是由于混合的两种物质发生化学反应,生成不溶性物质,生成物的结晶不断长大而形成混悬微粒。无论凝聚机制如何,凝聚法操作要求混合液体尽量稀释,并在混合的同时进行搅拌,以防止混悬微粒过粗或粒径不均。

(3)乳化。通常需要使用乳匀机或胶体磨才能完成。具体的操作方法是将处方中的物料按需要量投入乳匀机内,开机使其乳化,再泵入胶体磨中进一步分散细化即可。操作中应注意按岗位标准操作法控制乳匀机和胶体磨的转速与分散时间、分散温度。

配液结束后,车间检验员对中间体进行质量检验,合格的进入下一操作工序,不合格的则需要进行返工。

（4）清场。配液结束后，操作人员清理台面，将所用器具擦拭干净后放回原位。用抹布擦拭操作台面、计量器具及配制室墙面、门窗，再用洁净抹布擦拭一遍，使其清洁。配液室地面用拧干的清洁拖布拖擦，使之清洁干燥。切断电源，用洁净抹布擦拭各种照明器械及配电盒，使其清洁。配液用的各种玻璃器具使用后用洗涤剂刷洗，除去污渍后用纯化水刷洗干净。干燥后用洗液荡洗，放置 24 小时。用自来水冲洗至无洗液，再用纯化水冲洗 2～3 次。最后用滤过的纯化水冲洗 2～3 次后即可使用。

需更换生产品种时，按清洁标准操作规程（SOP）的规定清洁所用器具、设备及工作区域，由质量保证（QA）人员检查合格后，领取清场合格证，填写清场记录。

清场完毕后，检查室内有无未清理的物料留存，是否还有清洁死角，所用器具是否归放原位并放置整齐。最后切断配制室所有动力电源和照明电源，关好门窗再行离开。

3. 质量控制

（1）预防措施。制剂操作人员负有预防配液中可能出现的质量问题的责任。主要的防范环节如下。

1）投料量的确定。操作原则是按生产指令进行投料，这是保证中间体含量合格的基础。但由于生产指令中提供的是处方中各种组分的比例及理论上的配液总量，故实际的投料量还需要进行适当的换算，见式（10-1）。

$$W = \frac{C_1 \times m \times (V_1 + V_2) \times (1 + n\%)}{N} \tag{10-1}$$

式中，W 为实际投料量；C_1 为制剂浓度；m 为标示量的百分数；V_1 为制剂的配制量；V_2 为增灌量；n 为灌装损耗量；N 为原料的实际含量。

增灌量是指在制剂规格中标示装量的基础上增加的装量。作为隐性的质量要求可能在生产指令中不呈现，但需按《中国药典》的规定执行。

2）准确称量。准确的称量操作是执行准确投料的重要保障。因此，生产操作人员必须严格执行称量岗位标准操作规程，认真校对称量器具，并执行双核对制度。

3）搅拌。搅拌是保证液体制剂含量均一性的重要操作。生产人员应通过控制搅拌器转速、搅拌时间来达到液体制剂含量均一性的要求。乳匀机、胶体磨的转速和运转时间还会对混悬剂及乳剂微粒的粒径大小、均匀度有决定性的作用，因此，操作时必须严格执行生产指令与岗位标准操作规程。

（2）纠正措施。指生产人员对配液操作中出现的不合格现象予以返工。配液中常见的不合格现象如下。

1）浓度偏高。配制的液体成分含量偏高可能是由于投料量正确，而溶剂加入量不足所致。一般的处理方法是补足溶剂至规定配液体积即可，而配液体积可以通过配液罐的水位计直接读出。

2）浓度偏低。浓度偏低的问题比较复杂，既有客观因素，也有主观因素的影响。客观因素主要是指药物本身稳定性较差，配液时由于温度等因素的影响导致部分药物降解而导致浓度偏低。这种现象需要通过工艺的修订，如改变配液温度，或在规定的范围内选择较高的配液浓度以弥补纠正质量偏差。主观因素则是指由于生产操作者工作疏忽，导致投料量不准以致浓度偏低。物料的补给量计算公式见式（10-2）。

$$W = (C_1 - C_2) \times V \tag{10-2}$$

式中,W 为需添加的物料量;C_1 为生产指令要求的配液浓度;C_2 为制剂检测浓度;V 为制剂的实际配液量。

3)分散度不合格。分散度不合格包括两个方面,一是分散相的粒径不合格,一般是粒径过大;二是分散的均匀度不合格,出现分层或沉淀现象。常因乳匀机、胶体磨均化时间不足所致。一般的处理方法是增加均化时间,仍不能解决问题时,则需从修订工艺或修改处方的角度考虑。

(二)滤过

1. **岗位职责**　滤过岗位人员一般与配液岗位人员为同一班组成员。主要的工作任务是滤器的安装、滤过、清洗、清场。岗位人员负有以下岗位职责。

(1)按 C 级洁净室规定程序进入操作岗位。

(2)检查滤器、管道状态,对避免不合格的管道与滤器投入生产负责。

(3)对滤过过程中的工艺参数实施控制,对执行滤过岗位标准操作法、控制滤液质量负责。

(4)操作结束后对使用过的滤器及管道进行清洗、清场,按规定进行滤器的干燥、灭菌,以备下次使用。

2. **操作过程**

(1)滤器的安装。滤器临用前用纯化水或滤过的纯化水冲洗 2～3 次,待用;管道用自来水冲洗内外壁至无醇味,再用纯化水或滤过的纯化水冲洗 2～3 次,待用。安装时取出滤器和管道,将管道依次与配液罐出液口、药液加压泵入液口及出液口、滤器入液口及出液口、滤液贮罐连接牢固,待用。

(2)实施滤过。药液需经含量、pH 值检查合格才能实施滤过。操作时,依次打开配液罐出液口、药液加压泵电源开关,使配制好的药液经管道通过滤器流入滤液贮罐内,取样检查澄清度,合格后可进入分装工序。如澄清度检查不合格,需重新对滤器和管道进行清洗处理,再进行滤过,直至滤液澄清。

(3)清洗与清场。滤过结束后,拆卸连接所用的管道、滤器、加压泵、配液罐及滤液贮罐等器具,用自来水和毛刷刷洗或冲洗滤器、加压泵及管道,再用纯化水冲洗 2～3 次,最后用洁净抹布擦拭,使其清洁干燥,放于原位。滤器、管道放于指定的消毒液中浸泡,备用。

3. **质量控制**

(1)滤器及其检查。新的砂棒过滤器使用前需检查合格后方能使用。检查方法是:将砂滤棒浸没于蒸馏水中 24 小时,一端连空气压缩机,压入适量空气,观察砂滤棒中冒出的气泡是否均匀,有无裂缝、漏气等。也可以按砂滤棒孔径测定法测定微孔孔径。板框式压滤所用的滤布等滤材使用前亦应检查,如有穿孔则不能使用。

(2)滤过温度。温度高,滤液的黏性较小,有助于加快滤过速度,提高效率。如生产糖浆剂时常要求在 45～50℃时进行滤过脱碳。但温度过高易导致药物变质,故滤过时应按工艺规程的要求控制温度。

(3)滤过压力。滤过压力的高低是影响滤过速度的关键因素。压力过低,滤速太慢;压力过高,则滤饼变形,易造成滤孔堵塞,导致滤过困难;压力的波动还会引起滤饼松动,导致微粒泄漏。因此,操作人员必须严格监控滤过压力,并根据滤液澄清度检查的结果决定是否需要进行重新滤过或"回滤"。

离心分离器通过转速控制压力。转速越高,滤液的澄清度越好。

(4)滤液澄清度检查。澄清度检查合格是滤液得以进入下一操作工序的前提。由于滤过开始或结束时,滤过压力不平衡,容易造成滤材破损而导致泄漏,进而影响滤液质量。故滤液应进行澄清度检查,合格后方能进行下一操作工序。如果生产中滤过与分装操作联动,则在分装过程中应按规定定期检查澄清度。

(三)分装

1. 岗位职责　分装岗位操作分为灌装与封口两个步骤,通过分装设备的协调联动一次完成,故又称为灌封岗位。

分装岗位操作人员负有以下职责。

(1)按相应洁净级别的操作规程对灌装室进行清洁、消毒,并对各种生产用具、容器进行清洁处理。

(2)执行分装岗位操作规程,灌装前检查核对药液品种、规格、数量、包材等是否与生产指令相符,检查检验报告单,以防止不合格的容器、中间体进入灌装程序。

(3)药液滤过后需立即灌装,且灌装与封口同时进行,防止贮存时药液污染。

(4)操作中执行灌装机岗位标准操作法,随时观察设备工作状态,发现问题及时调整,防止药液泄漏。

(5)按规定的方法和频率检查中间体质量,并对分装后的中间体的装量、密封性及洁净度等质量负责。

(6)灌装结束后应立即清场,做好各项工作记录,并对记录的真实性、准确性、完整性负责。

2. 操作过程

(1)生产前清场。操作人员按洁净室入场规程进入灌装工作现场并对现场进行检查,要求如下。

1)灌装间内无任何产品、包装材料余留物。

2)灌装间内所有设备、器具、用具、操作台面已清洁,并挂有绿色状态标识牌。

3)灌装区域内无任何与本批药品生产无关的生产材料及文件,无任何产品及生产材料遗留。

4)灌装间地面、门窗、墙壁、电器已清洁干净,并挂有绿色运行状态标识牌,生产区域各系统电源开关处于正常状态。

(2)容器处理。液体制剂分装前需要对玻璃瓶、胶塞和铝盖进行处理。

1)玻璃瓶。处理液体制剂包装用玻璃瓶分洗涤、烘干、灭菌 3 个步骤,分别由超声波洗瓶机、烘干机完成。烘干机采用红外线干燥,同时对玻璃瓶进行灭菌。

2)胶塞。胶塞需用纯化水清洗并进行干燥,可用全自动胶塞清洗烘干机完成。

3)铝盖。铝盖主要用纯化水清洗,清洗后需用臭氧灭菌柜进行灭菌。

(3)灌装前准备。灌装前需保证生产区域洁净度、灌装机状态、包装用容器、滤液均处于合格状态。

1)生产区域消毒。由净化空调系统操作人员开启空气净化系统,使其正常运转,供给符合规定的洁净空气。在操作前 1 小时,采用紫外灯对室内空气及设施与设备表面进行消毒,并做好记录。

2)灌装机安装与检查。按操作规程将灌注器各部件组装成灌注系统,安装在灌装机上,检查灌注系统安装无误后,试运行以检查灌装机运转状态。

3)包装容器的检查。液体制剂分装容器的清洗由容器清洗岗位人员完成,分装岗位人员需在灌装前检查容器清洗的质量,并检查准许使用的相关标识。

4)滤液的检查。灌装前的滤液必须有含量检查、pH 值检查、澄清度检查等项目合格证或相关记录。

(4)灌封操作。再次核对灌装药液的名称、批号、规格,按生产指令的要求打印标签。调整好装量后进行试灌封。

1)分装机操作规程。①打开电控柜送电,开启传输线运行,启动灌装机运行;②打开蒸馏水开关冲洗灌装机漏斗数分钟后停机;③开始生产时,将蒸馏水送至精冲机,检查是否符合要求;④传输线运转时,告知内洗机、理瓶机操作人员开机送瓶;⑤打开药液流量开关,调节最佳定量;⑥待玻璃瓶输送处于最佳状态时,开始灌装;⑦生产完毕后,冲洗漏斗,清理现场,保持设备清洁干燥;⑧停机后切断总电控柜供电。

2)轧盖机操作规程。①打开电控柜送电;②将轧盖机速度调到与翻塞机同步;③将落盖机调到输送铝盖的最佳状态后开机生产;④待玻璃瓶输送处于最佳状态且传输线运转时开始生产;⑤随时检查运转状态,出现故障或发现倒瓶、轧口不严时需及时处理;⑥生产完毕后停机,清理现场,保持设备清洁干燥。

操作过程中定时检查装量,不得偏离规定范围。灌装操作中随时旋转瓶盖,发现瓶盖松动现象及时停机处理。

3)打码与贴标。采用不干胶贴标机可同时完成打码与贴标签操作。不干胶贴标机的操作规程如下。①在开机前检查各运动部件有无卡死现象,有无异物或倒瓶;将标带按指定路线放置好;在送瓶拨轮前排满半成品,在转盘中放满三分之二的半成品;取一支半成品调整挡板与对面的传送带距离,即瓶体在传送带与挡板之间,以挡板压紧 1~1.5mm 为好,过松标签贴不牢靠,过紧容易打皱。②开机操作。按动电源开关,将温度旋钮旋至设定位置,电动高速打码机预热 10~15 分钟;调整输送旋钮,贴标速度控制在每分钟 160 瓶左右,调整分瓶间隔旋钮,瓶与瓶之间的距离在 1~1.5mm;取一瓶半成品,放于挡板与分隔板之间,轻微地左右移动光纤反射式光电检测器的位置,使感应与贴标配合进行;将标带放入沟型探头槽中,调整电位器,使之在标签隔点上亮绿灯、在有标签区亮红灯即可,前后移动沟型探头槽,使标签在分离板顶部探出 1~2mm,检查生产批号、生产日期、有效期的打印位置,然后开始输送半成品进行贴签。③关机操作。将转盘中的余瓶(即半成品)堵在进瓶轨道内,待机内半成品走完后,切断总电源,拔掉插头即可;清除已打印有生产批号、生产日期、有效期的多余标签。

(5)灯检。溶液型液体制剂灌装后需检查澄清度,操作规程如下。①工作人员按规定穿戴工作服后进入各包装岗位开始工作;②检查灯检轨道是否遗漏有上批的半成品;③用饮用水将灯检轨道和转盘擦拭一遍;④打开灯检灯,将轨道上的半成品抓起,检查铝盖是否轧好,瓶身是否破裂,装量是否有明显的高低差别,瓶底是否破裂、是否有明显的气泡及药液中是否有明显的异物或玻璃屑;⑤灯检结束后,清洁灯检轨道和转盘,关闭灯检灯。

(6)清场。灌装结束后,拆卸所连接管道,用纯化水反复冲洗管道内外壁,倒出管道内余留的纯化水,将管道归于原位并用指定的消毒液浸泡,备用。将灌装好的中间体移交至中间体站,或转至下一操作工序进行灭菌或包装。生产区域、墙壁、门窗、灯架及所有生产用器具均按清洁操作规程进行清洗、消毒、干燥,并全部归放原位,摆放整齐。将剩余的包装材料按规定清理出生产现场。做好生产记录。经质量控制(QC)人员检查合格后,领取清场合格证,完成灌装操作。

3. 质量控制

(1)灌装操作过程。主要注意选瓶、装量差异及漏气检查。

1)选瓶。操作中,操作人员需随时检查输送带上的包装容器,及时挑出破瓶、歪瓶、污瓶。

2)装量差异检查。操作中可能因计量器发生故障或输送管道上的单向活塞关闭不合而造成装量不均。故操作过程中需定期检查装量以实施监控。每次检查均需记录,如记录的装量偏离标示量的幅度呈上升趋势,则应停机调整处理,排除故障后再进行生产。

3)漏气检查。封瓶操作必须使铝盖呈压缩状态,包口合适、平服,正常情况下以用"三指法"旋拧瓶盖不松动为合格。灌封操作中需随时进行检查,发现不符合上述要求时,则应重新轧盖。

(2)贴标操作过程。主要注意两点:一是核对标签信息,防止标签打印内容错误;二是随时检查标签粘贴质量,防止出现标签粘贴不正、不牢固等问题。

(四)包装

1. 岗位职责　包装岗位的任务是按包装生产指令的要求将产品装盒、装箱、捆扎,并运送到指定存放点。在操作中,包装工作人员需执行包装指令与包装生产工作规程,对防止混药事故的发生负责。

2. 操作过程

(1)核对生产物料及文件。包装生产指令是药品生产指令的一部分,但生产中可以独立下达。核对包装生产指令需重点关注品名、规格、批号、生产日期等信息与待包装的药品生产记录文件内容、包装用物料及标签、说明书内容完全一致。

(2)实施包装。包括装盒、装箱、捆扎等操作步骤。

1)装盒。根据中包装指令规定的包装量,将已经内包装合格的制剂装入已打码并检查合格的包装盒内,同时装入合格证、说明书,贴好封口签。

2)装箱。按外包装要求将装盒合格的制剂装入已打码并检查合格的包装箱内,用不干胶封口。

3)捆扎。用打包机将包装箱捆扎,操作方法如下。①打开左门,将带盘装入带轨中,注意带头部分必须由上而下;②打开右门,将带头从带盘引出,穿过导带杆、前导带轮、门孔、导带片、后导带轮,直到穿出机器桌面;③将带子继续往前移,至带头可到达捆包机台面上;④打开电源开关;⑤将包装物放在机器平台上,靠紧阻挡器;⑥将带子绕过捆包物,顺着插带槽处插入,机器即自动捆包;⑦捆包完成后,移开捆包物;⑧调整带长度至所需长度;⑨调整带子的松紧程度。

(3)清场。包装结束后,按入库操作规程将产品移交到成品库。清理现场,将剩余的包装材料按规定报废销毁。

3. 质量控制

(1)生产区域的检查。为防止混药事故的发生,在同一生产区域内不得同时包装不同产品。为此,包装前应检查工作区域,将与待包装产品无关的物料全部清理出现场。

(2)药品标识物的核对与检查。药品标识物包括包装、标签、说明书。包装前必须严格核对生产指令、待包装药品名称及规格、标签、说明书、检验合格证书等材料及文件,各项内容必须一致,以保证包装药品相关的各类信息完全一致。

(3)包装质量的监测。包装操作中,应随时检查各类标签粘贴是否端正、打印位置是否正确、包材是否出现破损、标识物是否齐全等。发现问题及时解决。

(4)拼箱原则。当1个批号的产品不足一箱时,将2个或2个以上批号的产品装入1个包装箱内称为拼箱。拼箱操作只发生于药品外包装，拼箱包装外必须标明组成合箱产品的批号，并做好合箱记录。

【实训结果】

将实训结果填入表 10-1。

表 10-1　液体制剂生产实训操作结果

品名			规格		批号		产量	
			检查项目			结果	操作人	复核人
生产前准备		根据生产工艺规程核实当批生产指令						
		检查生产记录是否为本岗位当天品种生产记录						
		核实岗位操作规程和设备操作规程						
		检查是否有上批清场合格证副本，并核实清场情况						
		对设备状况进行检查，确保设备处于合格状态						
		对电子天平等进行检查校验						
		按生产指令领取生产原辅料						
备料		名称	规格	批号	数量	检验编号		
生产	设备调试安装					检查结果	操作人	复核人
		配液罐						
		钛滤器及微孔滤膜滤器						
		超声波洗瓶器						
		全自动胶塞清洗烘干机						
		臭氧灭菌柜						
	生产过程	阶段	检查项目			检查结果	操作人	复核人
		配液	含量					
			pH 值检查					
			澄清度					
		滤过	澄清度					
		分装	装量差异					
			漏气检查					
		包装	药品包装标识					

（续 表）

清场	清场内容	清场结果	操作人	复核人
	物料的清理			
	文件的清理			
	清洁卫生			
备注				

第十一章 基本药物剂型操作实验实训方法

第一节 维生素 C 注射液制备技能实训

一、安瓿的处理技能训练

(一)实训目标

(1)掌握安瓿理瓶、洗烘瓶的岗位操作法。

(2)掌握安瓿洗烘瓶质量控制要点和质量判断。

(3)掌握安瓿超声波清洗机、远红外加热杀菌干燥机的标准操作规程。

(4)了解安瓿超声波清洗机、远红外加热杀菌干燥机的清洁保养及安全知识。

(二)技能目标

(1)能按照安瓿理瓶、洗烘瓶岗位操作规程完成理瓶、洗烘瓶及干燥操作和质量自检,并认真填写生产记录,确保数据真实完整,不任意涂改和撕毁。

(2)能按设备的使用、清洁、保养操作程序对设备进行清洁和保养。

(3)学会异常情况的处理。

(三)实训设备

安瓿超声波清洗机、远红外加热杀菌干燥机。

(四)实训内容

1. 理瓶岗位操作法

(1)生产前准备。

1)检查操作室清洁卫生状况,检查"清场合格证"(副本)并核对有效期,确认无误后,取下"清场合格证"(副本)附于批生产记录后,换上生产状态标识卡。

2)准备好不锈钢周转盘,备用。

3)按生产指令领取安瓿,并核对规格、批号、数量,在每批安瓿进入车间时,检查包装是否完整,应无破损、无污染。开箱抽检 2~3 箱,若发现缺耗数≥5%时,要立即通知车间管理人员,即时处理。

(2)生产操作。

1)打开大包装箱,从中取出包装小盒,去掉盒盖。先将破口、缺口、大小口不均匀的废品及残次品剔除。

2)将易折安瓿移入不锈钢洗瓶盘中,至装满整个盘为止,检查安瓿外表面是否清洁。

3)操作时注意轻拿轻放,避免操作不当造成破损。

4)将装满的整盘瓶放入传递窗,传入洗瓶间。

5)及时认真填写好操作记录。

(3)清场。

1)生产结束,取下生产状态标识卡,换上"待清洁"卡。

2)清点剩余安瓿并做好记录,若连续生产供下批使用,若不连续生产将剩余的安瓿装箱,退回仓库。

3)整理纸箱,送至回收站,将生产废弃物整理放入废物收集桶中,用扫帚将碎玻璃屑清扫掉。

4)每天将门窗、墙壁、工作台面、传递窗用清洁抹布擦洗干净,每周擦洗顶棚、照明设施、风口,进行清洁。

5)用拖把擦洗地面。

6)清场结束,填写清场记录,经 QA 人员检查合格后签发"清场合格证",取下操作室"待清洁"卡,换上"清场合格证""清场合格证"附于批生产记录后。

(4)质量控制要点。剔除破口、缺口、大小口不均匀的废品及残次品和外表面不清洁的安瓿。

(5)异常情况处理。发现异常现象,及时向车间管理人员、QA 人员报告。

注意事项

(1)摆放时要做到轻拿轻放,防止安瓿破损。

(2)理瓶时要小心操作,防止玻璃屑刮破手。

---

2. 洗烘瓶岗位操作法

(1)生产前准备。

1)对前次清场情况进行确认,确保设备和作业场所没有上批遗留的产品和与本批产品生产无关的物品。

2)检查岗位上是否有上批"清场合格证"副本,作为本批生产凭证。

3)检查本岗位文件夹,应无与本批生产无关的标识及文件。

4)检查注射用水、压缩空气,应在可供状态,各类仪器、仪表应有检验合格证,并在有效期内。

5)检查本岗位设施、设备,应有"已清洁"标识牌,并在有效期内。

(2)洗烘操作。

1)打开注射用水阀门,超声波水槽里加水至水位超过超声波换能器,并检查瓶托与喷射管中心线,应在一条线上。

2)把电源开关打开,电源指示灯亮后开启加热旋钮,打开蒸汽阀门至操作面板上温度显示器显示 50～55℃为止,并保持 50～55℃。

3)每批生产开始检查喷射管压力、洗瓶水温,注射用水压力为 0.1～0.2MPa,洗瓶水温为 50～55℃。

4)检查设备和管道各连接处,确保连接正确无误,且无泄漏情况。

5)检查确认与该批生产相关的文件及记录已准备齐全且到位。

6)根据批生产指令填写生产状态卡,内容应填写:房间名称、工序名称、品名、代码、批号、规格、生产日期、操作人等,将填写好的生产状态卡挂在操作房间门上。

7)打开进水阀门,将合格的注射用水注入超声波洗瓶机内,由 QA 人员检查注射用水的可见异物合格后,瓶子由网带进瓶,在进瓶区通过喷淋装置将瓶子注满水,进入超声波洗瓶机,在水温 50～60℃范围内清洗(在淋洗过程中及时检查循环水的澄清度,不合格及时更换滤棒)完成后自动进入清洗工位,经过 8 个工位的气水冲洗完成整个瓶子的清洗过程(在清洗过程中按规定检查水质)。自动进入烘干灭菌区,经预热、高温、冷却自动完成烘干灭菌。

8)在运转过程中,如遇卡、爆玻璃瓶等紧急情况,应先停洗瓶机,然后采取措施排除故障。

9)每批生产中按《生产过程标准管理规程》质量监控执行。

10)停机时先将调速旋钮逆时针旋到极限位,按主机停止按钮、变频停止按钮,主传动停止工作,最后切断电源,清理现场。

11)洗烘操作人员必须严格检查安瓿瓶质量,发现有裂纹、畸形、气泡、结石,不得进入下一操作工序。

12)每批生产结束后,对本批使用的安瓿瓶进行统计,将破碎的安瓿瓶清理出机器外,清点数量后放至指定位置。

(3)清场。

1)文件、标识的清理。①更换本岗位生产状态卡、设备状态标识卡;②清除文件夹上与下批生产无关的文件,经传递窗退出生产区,如连续生产相关文件可留在生产区。

2)废弃物的清理。把收集的不合格安瓿瓶等,统计数量后经弃物传递窗传出洁净区。

3)输送带、设备表面及变速箱外壁的清洁。先用丝光毛巾蘸 3% 碳酸钠溶液擦拭输送带及变速箱外壁至无污迹,再用丝光毛巾蘸纯化水擦洗至洁净。

4)环境的清洁按《生产车间清洁卫生标准操作规程》进行操作。

5)使用后的洁具按《洁净区洁具清洁消毒标准操作规程》进行清洁。

6)清洁、清场结束后,填写"日批清场记录",经 QA 人员检查,确认合格后在"日批清场记录"上签字,并签发"清场合格证"。

7)清洁、消毒后,填写"清洁、消毒记录",经 QA 人员检查合格后在记录上签字。

8)操作人员按《D 级洁净区更衣标准操作规程》逆向更衣程序更衣后离开工作区。

(4)质量控制要点。

1)外观检查。

2)洁净度检查。

(5)质量判断。

1)外观。光亮、洁净、无花斑。

2)洁净度检查。抽取 100 支灭菌后的安瓿,进行洁净度检查,合格的安瓿应光洁,不得有纤维、白点、异物、玻璃,要求合格率不低于 96%。

3)无菌度检查符合要求。

4)安瓿破损率应符合内控要求。

注意事项

(1)设备运行时,应注意安瓿瓶的连续性,防止倒瓶、卡瓶、碎瓶等现象。调整速度时不宜猛烈增加,以免损坏齿轮部件。

(2)操作时随时注意机器零件的运转情况,如出现故障,应紧急停机,排除故障后再启动。

(五)设备标准操作规程

1. QXC12/1-20 安瓿超声波清洗机标准操作规程

(1)开机前的准备工作。①检查主机、水泵电机电源是否正常,超声波发生器是否完好,整机外罩是否罩好;②检查各润滑点的润滑状况;③检查水路连接部位有无泄漏,过滤器罩是否紧牢,水阀开关是否灵活、可靠;④检查各仪器仪表是否显示正常,各控制点是否可靠;⑤检查外加水和压缩空气是否正常;⑥检查溢水管、循环水过滤器是否正常;⑦开新鲜水入槽阀门,向水槽注水,同时打开新鲜水过滤器罩上的放气嘴,将空气排尽,直至水位达到溢水管顶部为止;⑧检查水位是否上升至溢水管顶部,如水泵开启后,水位下降,需要继续增加水量,直至达到溢水管顶部为止。

(2)开机。①接通控制箱的主开关,显示主电源接通的绿色信号灯亮;②打开压缩空气控制阀门,观察压力表上显示的数值,将压力调至 0.1MPa;③打开新鲜水控制阀门,按压力表上显示的数值将压力调至 0.15MPa(注:压力值要在主机启动后才显示);④启动"加温"按钮,直至水温升高到 60℃±2℃;⑤关闭喷淋槽,启动"水泵启动"按钮,同时将循环过滤器罩泵内的空气排尽;⑥开循环水控制阀门,将压力表上的数值调至 0.2MPa;⑦开喷淋水控制阀,将压力表上的数值调至 0.06MPa;⑧将操作选择开关旋至"2"档(正常操作档),调整或维修时可将操作选择开关旋到"1"档(点动);⑨安瓿注满水后,直接放入进瓶槽底部;⑩将速度调节旋钮旋至"0"位;⑪按下主机启动钮;⑫调节速度调节旋钮使速度升高,按产量确定适当的数值,此时机器处于运行状态;⑬转动超声波调节按钮,使压力表数值处于 200V 为好(电压表在电器箱内,一般情况下不调整)。

(3)停机。①按下主机停机按钮,主机驱动信号灯熄灭,主机停止运行;②按下水温加热停止按钮,水温加热信号灯熄灭,水槽停止加热;③按下水泵停止按钮,水泵驱动绿色信号灯熄灭,水泵停止运转;④关闭所有控制阀门;⑤关闭电器箱主开关,主电源信号灯熄灭。

2. SGZ420/20 型远红外加热杀菌干燥机标准操作规程

(1)开机前的准备工作。①检查电的供应是否正常;②检查电动机、电器有无卡住和脱落部件的现象,各机件动作是否正常;③检查电动机、电器及控制线路的绝缘电阻,同时还要检查各接地导线是否牢固可靠;④检查各润滑点的润滑状况。

(2)开机。①接通电器控制箱的电源主开关;②在"温度控制"仪上设定工作温度;③启动"日间工作"按钮;④检查进出口的层流风速是否达到 0.5m/s;⑤旋转"电源转换"开关,观察"电源指示"表,检查电热管加热情况,检查完后,将"电源转换"开关调至"0";⑥将"手动""自动"选择转向"自动"(单机操作时调至"手动")。

(3)停机。①按下"日间停机"按钮,日间指示信号灯熄灭,传送带停止运行,此时各风机继续运行,电源指示灯亮,其他指示灯灭;②当灭菌干燥机内的温度降至 100℃ 以下时,风机自动停止运行,此时关闭电源开关,电源指示灯灭;③若有灭菌干燥后的安瓿需在机内过夜,则烘箱温度降至100℃后,不按"日间停机"按钮,而按"夜间工作"按钮,此时加热管不加热,但各层流风机继续运行。

(4)各机件的调整。①进口部位挤瓶、缺瓶的调整,调节限位板,使弹簧松紧适中,使接近开关能正确感知挤瓶、缺瓶状况;②出口部位挤瓶、缺瓶的调整,根据机器运行情况、烘箱内瓶子松紧程度调节出口尼龙圆弧条的曲度。

3. QXC12/1-20安瓿超声波清洗机清洁规程

(1)打开前护罩,抽出溢水管,将水槽内的水放尽。

(2)旋松循环水过滤器下面的放水口,将过滤器内的水放尽。

(3)打开水槽,将碎玻璃扫出,先用5% $NaHCO_3$溶液清洗,然后用新鲜自来水冲洗。

(4)将循环水粗过滤罩取出,清洗干净。

(5)将机器外表的污渍、水渍擦干净。

(6)清洗时不得使电器箱操作面板上沾水,以免损坏设备或发生漏电事故。

4. SGZ420/20型远红外加热杀菌干燥机清洁规程

(1)清除隧道内碎玻璃,特别在进瓶台板弹片弧内及出口过渡段上均应仔细打扫,严禁用水冲洗。

(2)擦去机器表面的污物,但电器箱操作面板不得用水冲洗。

5. QXC12/1-20安瓿超声波清洗机保养规程

(1)每班保养项目。检查紧固螺栓及连接件是否紧固;需保持设备内外的清洁,管道不得有跑冒滴漏;各润滑部位加注润滑油。

(2)每半年保养项目。检查、调整出瓶吸气压力,更换易损部件;检查、调整链条定位位置和张紧度;检查水、气管路,更换密封件;清洗、更换堵塞的滤芯;检查全部喷射针管,用工业酒精擦洗,进行校直或更换。

(3)每年保养项目。拆卸送瓶链条及V型槽块,清洗、检修或更换;检查针鼓托轮,必要时更换不锈钢滚球轴承;拆洗全部喷嘴、管道及喷淋板;检查各轴档、轴承,清洗、检修或更换。

(4)每三年保养项目。整机解体,清洗、检查;修理或更换针鼓;调整或检修上瓶装置;修理或更换凸轮传动主轴;更换各滚动轴承及轴衬。

6. SGZ420/20型远红外加热杀菌干燥机保养规程

(1)每班保养项目。检查设备紧固螺栓及连接件有无松动,随时紧固。

(2)每周清除一次排气出口碎玻璃,收集箱内的玻璃碎屑。

(3)每半年保养项目。检修传动系统的链条张紧情况,太松时将减速机座下移,重新调整;检查、调整传送网带的跑偏及张紧情况;检查箱体各开口处、连接处的密封装置。

(4)每年保养项目。清洁电热器,紧固加热装置;检查传送带损坏情况,必要时进行更换;检修传动机构,更换轴承;检查及更换损坏的石英电热管;送风管道应清洁干净,有污迹用无毛白布擦拭;检测中、高效过滤器,中、高效过滤器须有检测合格证(当进出口层流风速小于0.5m/s时需要更换高效过滤器,更换后检测洁净度应达到B级);检修电气、温控仪表,应使其灵敏可靠;减速机更换一次新机油。

(5)排风运行2年后,应将叶轮轴承拆下,更换钙基润滑脂。

SGZ420/20 型远红外加热杀菌干燥机操作注意事项

(1)一般紧急停机时间不宜超过半小时,以免杀菌干燥机内热量不能及时排出,使高效过滤器温度过高,而损坏过滤器。

(2)按"日间停机"按钮后,需等灭菌干燥箱内的温度降至 100℃ 以下时,才能关闭电源开关。

(3)操作时,需检查加热管是否正常,测定进出口层流风速。

(4)机器完全停机时,隧道内需清空。

(5)机器需夜间操作时,必须要保证夜间电网回升电压不得超过 420V。

(六)实训考核

安瓿的处理技能训练效果按表 11-1 进行评价。

表 11-1 安瓿的处理技能训练效果评价

考核内容		技能要求	分值
生产前准备	生产工具准备	(1)检查核实清场情况,检查清场合格证。 (2)对设备状况进行检查,确保设备处于合格状态。 (3)对生产用工具的清洁状态进行检查	10
	物料准备	按生产指令领取安瓿,核对检验报告单、规格、批号	
清洗灭菌操作		(1)按操作规程开启安瓿清洗机及各阀门,对安瓿进行清洗。 1)正确开启各阀门。 2)正确启动设备,并调整至适当速度。 (2)按操作规程开启杀菌干燥机,对安瓿进行干燥灭菌。 1)设定工作温度。 2)检查进出口层流风速。 3)正确选择各开关进行灭菌。 (3)按以下顺序停止设备。 1)安瓿清洗机。关主机、加热装置、水泵及各阀门。 2)杀菌干燥机。按"日间停机"按钮,待内部温度下降至 100℃ 以下时关闭电源	50
质量控制		外观光洁、无花斑,洁净度检查和无菌度检查合格	10
记录		岗位操作记录填写准确完整	10
生产结束清场		(1)作业场地清洁。 (2)工具和容器清洁。 (3)生产设备清洁。 (4)清场记录	10
其他		正确回答考核人员的提问	10

二、注射剂的配制技能训练

(一)实训目标

(1)掌握浓配与稀配岗位操作法。

(2)掌握浓配与稀配质量控制要点和质量判断。

(3)掌握浓配罐、稀配罐、滤器的标准操作规程。

(4)了解浓配罐、稀配罐、钛滤器、微孔滤膜滤器的清洁和保养标准操作规程。

(二)技能目标

(1)能按照配液岗位操作规程完成配液操作和质量自检,并认真填写生产记录,确保数据真实完整,不任意涂改和撕毁。

(2)能按设备的使用、清洁、保养操作程序对设备进行清洁和保养。

(3)学会异常情况的处理。

(三)实训设备

浓配罐、稀配罐、钛滤器、微孔滤膜滤器。

(四)实训内容

1.称量岗位操作法

(1)称量前准备。

1)确认生产产品的品名、规格、批号、数量等相关信息。

2)检查称量间和称炭间有"清场合格证",并在清场有效期内。

3)检查电子秤是否"已清洁"及容器具是否"已灭菌",并在清洁和灭菌有效期内。

4)检查仪器、仪表是否有计量检定签,并在计量有效期内。

5)检查水、电等供应是否正常。

6)检查温湿度表和压差表显示数值是否在规定范围内,并填写相应辅助记录。

7)检查现场是否存在与本批生产无关的文件及物料。

8)操作人员取下上批"清场合格证"(副本),贴在批生产记录上。

9)生产现场经质量检查员检查合格下发"准生产证"后,方可进行生产。

10)操作人员按照生产命令填写生产状态卡并附到门上。

11)及时更换生产设备状态标识牌"已清洁"为"正在运行"。

12)称量前将称量间和称炭间的风机过滤单元(FFU)开启。

(2)称量。

1)操作人员对原料进行折干折纯计算。

2)用水平法和五点法对电子秤进行校验,相符方可使用。

3)核对原辅料的品名、批号、数量等信息,应与检验报告单一致。

4)操作人员在称量的同时对外观性状进行目测,无异常按照电子秤的标准操作规程进行称量操作,每种物料用单独一套容器。

5)先称量其他物料,最后称量活性炭。

6)称量过程中一人操作一人复核,同时填写称量及复核记录。

7)剩余的物料称好重量后扎紧袋口,填写好封口签粘贴在封口处,放置回原辅料暂存间贮存,如不连续生产,要将物料及时退库。

（3）清场。

1）清洁工具按照《清洁工具清洗、消毒标准操作规程》进行工具的清洁操作并存放于洁具存放间内。

2）房间按《清场清洁操作规程》清场，填写清场记录。

3）电子台秤按《电子台秤使用、维护和清洁标准操作规程》清洁。

4）电子天平按《电子天平使用、维护和清洁标准操作规程》清洁。

5）生产用器具按照《C、B级洁净区器具清洁、消毒、灭菌标准操作规程》进行清洁。

6）清场完毕后联系质量检查员进行清场效果检查，如不合格需重新清场直至检查合格，并及时填写清场记录与相关的辅助记录。

7）及时更换生产设备状态标识牌"正在运行"为"已清洁"。

8）将质量检查员发放的"清场合格证"正本粘贴在记录上，副本挂在操作现场。

（4）异常情况处理。

1）生产过程中出现的任何异常情况按照《生产异常情况处理管理规程》进行处理，并同时上报。

2）生产过程中出现的一切偏差，严格按《偏差处理管理规程》进行处理。

2．浓配岗位操作法

（1）生产前准备。

1）检查设备上有无"已清洁"的状态标识，操作间有无"清场合格证"（副本）且均在有效期内。检查配制所需容器用具是否在清洁、灭菌有效期内。

2）是否有该批的批生产记录和足够数量的盛装单及本岗位的相关设备及岗位操作规程。

3）检查本岗位的水、电、蒸汽是否正常。

4）检查操作间内温湿度、压差，并在批生产记录上记录、签名。

5）取下"清场合格证"（副本），贴于待生产产品批生产记录的背面。

6）填写"房间状态标识"（房间名称、产品品名及规格、产品批号、产量等）。

7）操作人员把设备上的"已清洁"状态标识换成"正在运行"状态标识。

8）用75%乙醇消毒将使用的工具、容器及设备与物料直接接触的部位。

9）检查注射用水的澄清度是否符合规定。

10）经QA人员现场检查合格后，在批生产记录上签字，允许开始生产。

（2）浓配操作。

1）清洗管路。使用前，用注射用水循环清洗管路20～30分钟。备用。

2）配制。①加入注射用水至所需量，并不断搅拌；②将称量好的原辅料，按配料指令进行核对并按先后次序加入配液罐内，并将数量、品名记在配制记录上，每次加原辅料时，需搅匀，个别品种需加温溶解的，均按工艺指令进行；③加入注射用水至浓配需要量，充分搅拌，使原辅料溶解；④开启输液泵，将药液通过过滤器，将药液泵入稀配罐中；在滤过准备完成时在浓配罐中加入少量注射用水，全部输送到稀配罐；⑤药液输送完后，将浓配罐的设备标识牌改为"待清洁"；⑥配液结束后，填写"配液岗位操作记录"，由QA人员审核签字，整理记录，将上批产品"清场合格证"（副本）贴于背面。

（3）清场。

1）将本次生产所用的容器及配料工具转移到容器清洗间进行清洁消毒。

2)浓配间按《浓配间清洁消毒规程》进行清洁消毒。

3)按《配滤系统清洁消毒规程》进行清洁消毒。

4)清场结束后填写《配液岗位清场记录》,经 QA 人员检查合格后,在批生产记录上签字,并签发"清场合格证"。在设备上挂上"待用"状态标识牌,在操作间门上挂上"已清洁"状态标识牌。

(4)异常情况处理。发生异常情况影响正常工作时,应填写《偏差及异常情况报告》,及时告知车间负责人处理。

3.稀配岗位操作法

(1)生产前准备。

1)检查设备上有无"已清洁"的状态标识,操作间有无"清场合格证"(副本)且均在有效期内。检查配制所需容器用具是否在清洁、灭菌有效期内。

2)是否有该批的批生产记录及本岗位的相关设备和岗位操作规程。

3)检查本岗位的水、电、蒸汽是否正常。

4)检查操作间内温湿度、压差,并在批生产记录上记录、签名。

5)取下"清场合格证",贴于待生产产品批生产记录的背面。

6)填写"房间状态标识"(房间名称、产品品名及规格、产品批号、产量等)。

7)操作人员把设备上的"已清洁"状态标识换成"正在运行"状态标识。

8)用 75% 乙醇消毒将使用的工具、容器及设备与物料直接接触的部位。

9)检查注射用水的澄清度是否符合规定。

10)经 QA 人员现场检查合格后,在批生产记录上签字,允许开始生产。

(2)稀配操作。

1)清洗管路。使用前,用注射用水循环清洗管路 20～30 分钟。备用。

2)过滤器完整性检查。从器具存放间的过滤器浸泡桶内,将滤芯取出。用大量注射用水冲洗 75% 乙醇消毒液。在 C 级洗涤间进行过滤器完整性测试,滤芯合格后,放入套筒内,安装,待用。操作过程中应戴灭菌医用乳胶手套。

3)稀配滤过操作。①根据"批生产指令",在稀配罐中按各产品工艺要求加入注射用水与其他溶媒,定容至规定量,按工艺要求进行搅拌,调节 pH 值,盖好容器盖,填写请验单;② QA 人员用已清洁的取样容器取样,进行中间产品含量、pH 值、澄清度的测定;将稀配罐挂"待验"标牌,等待检验结果;③根据中间产品报告单,如有需要则对药液含量、pH 值进行再调整,直至符合工艺要求;④稀配操作人员凭"中间产品检验合格报告单"将药液经输液泵泵入贮罐内等待灌封;⑤滤过结束后,检测滤芯是否完整,结束后关闭输液泵电源,并填写"稀配岗位生产记录";如果发现泄漏,必须换滤芯,并填写《偏差及异常情况报告》,及时告知车间负责人;⑥从药液配制到除菌滤过结束不超过 3 小时;⑦配液结束后,整理生产记录,将上批产品"清场合格证(副本)"贴于背面,并由 QA 人员审核签名。

(3)清场。

1)稀配室按《C 级区清洁、消毒规程》进行清洁、消毒。

2)按《配滤系统清洁消毒规程》进行清洁消毒。

3)清场结束后填写清场记录,经班长、QA 人员检查合格后,在批生产记录上签字,并由 QA 人员签发"清场合格证"。

4)在设备上挂上"待用"状态标识牌,在操作间门上挂上"已清洁"状态标识牌。

(4)质量控制。

1)色泽。

2)含量。

3)pH 值。

4)澄清度。

(5)质量判断。色泽、含量、pH 值、澄清度检查应符合《中国药典》或企业内控要求。

(6)异常情况处理。

1)如遇设备发生故障、药液混浊、中间产品化验含量出现异常等情况,应通知车间主任及质量管理部门及时处理。

2)生产操作人员在生产中发现任何偏差情况均应记录在批生产记录上,同时向车间主任报告,按《偏差处理管理规程》处理。

注意事项

(1)配制氢氧化钠溶液时,必须戴灭菌橡胶手套。

(2)一切操作要稳、准、轻。

(3)裸手操作时,手部每隔 15～20 分钟用 75％ 乙醇溶液消毒一次。

(4)工作室两道门必须关紧,并且不能同时打开。

(五)设备标准操作规程

1. 浓配罐标准操作规程。

(1)检查设备各部位是否正常,各阀门是否已关闭,电是否接通。

(2)开启阀门,根据产品生产工艺的用水量,往浓配罐内通入定量的注射用水,然后关闭阀门。

(3)旋松入孔盖紧固螺栓,打开入孔盖,从入孔处依次投入原辅料,投料完毕关闭入孔盖,上紧入孔盖紧固螺栓。

注:含量小又不易溶解的药物应先在适当容器内溶解后再投入浓配罐。

(4)启动搅拌桨电机,开始搅拌。

(5)检查电蒸汽发生器内水量是否足够,如不足应添加纯化水,然后启动电蒸汽发生器,待产生蒸汽后打开蒸汽输送管路阀门,往罐内夹层通入蒸汽进行加热,同时开启下部疏水阀,使其排出冷凝水(如药液配制不需加热,此步骤可省略)。

(6)当物料达到相应温度时,调节蒸汽阀门使蒸汽量减少,当药液达到工艺要求时,关闭蒸汽阀,关闭搅拌桨电机。

2. 稀配罐标准操作规程

(1)检查设备各部位是否正常,各阀门是否已关闭,电是否接通。

(2)开启进水阀门,往稀配罐内通入定量注射用水,然后关闭进水阀门。

(3)开启输液阀门,启动输液泵,将浓配罐内药液泵进稀配罐,同时药液流经钛滤器进行粗滤,输液完毕后关闭阀门和输液泵。

(4)启动搅拌桨电机,开始搅拌。

(5)当药液达到工艺要求时,关闭搅拌桨电机,停止搅拌。

(6)将稀配后的药液通往微孔滤膜滤器进行精滤。

3. 微孔滤膜滤器标准操作规程

(1)微孔滤膜使用前处理。①检查微孔滤膜有无气泡、针孔、破损情况,测定起泡点;②将滤膜浸泡在纯化水中 12～24 小时,使滤孔充分张开;③以微火煮沸 30 分钟;④倾去水液,即可安装。

(2)微孔滤膜滤器的安装及操作。①检查已清洗的不锈钢泵是否达到要求,组装时各结合部位要密封,达到不漏油、不漏液,安全运转;②将微孔滤膜与滤器组装好,再将过滤器与稀配罐、灌封管道安装连接;③安装连接完成后,开启滤过装置,用注射用水试验并冲洗管道,观察加压泵运转是否正常;如滤过后的注射用水符合质量要求,即可用于滤过药液;开始滤过时,管道内存在少量积水会降低先滤出药液的浓度,应密闭回流 10 分钟,再通往灌封工序;④每日生产结束后,若第二日生产同批品种,可用注射用水对滤过装置及灌装管道进行冲洗并封严,留下次用;更换品种时,应用注射用水将灌装管道冲洗干净,并拆卸滤过装置,重新处理及组装。

4. 配液罐的清洁与保养标准操作规程

(1)开启罐底排液阀门。

(2)用尼龙刷蘸取 1%～2%洗涤剂,从里往外刷洗。

(3)用经粗滤的饮用水将内外壁冲洗干净。

(4)生产同种产品,用纯化水和注射用水依次冲洗干净即可。生产不同品种产品,需打开设备法兰,用 1%氢氧化钠溶液煮沸半小时,进行设备内部清洗,再用纯化水和注射用水依次冲洗干净。

(5)每月向减速箱内加入适量齿轮油。

(六)实训考核

注射剂的配制技能训练效果按表11-2进行评价。

表 11-2　注射剂的配制技能训练效果评价

考核内容		技能要求	分值
生产前准备	生产工具准备	(1)检查核实清场情况,检查清场合格证。 (2)对设备状况进行检查,确保设备处于合格状态。 (3)对计量容器、衡器进行检查核准。 (4)对生产用工具的清洁状态进行检查	10
	物料准备	(1)按生产指令领取原辅料。 (2)按生产工艺规程制定标准,核实所用原辅料	
配制	投料计算	正确计算原辅料的投料量	50
	配制操作	(1)正确使用天平称量原辅料。 (2)按正确步骤投料。 (3)正确启动电蒸汽发生器、搅拌桨。 (4)按正确步骤将浓配液泵入稀配罐,并进行稀配操作。 (5)正确使用微孔滤膜滤器进行精滤	

（续　表）

考核内容	技能要求	分值
质量控制	色泽、澄清度检查应符合《中国药典》要求	10
记录	岗位操作记录填写准确完整	10
生产结束清场	（1）作业场地清洁。 （2）工具和容器清洁。 （3）生产设备清洁。 （4）清场记录	10
其他	正确回答考核人员的提问	10

三、灌封技能训练

（一）实训目标

（1）掌握灌封岗位操作法。

（2）掌握灌封质量控制要点和质量判断。

（3）掌握安瓿拉丝灌封机的标准操作规程。

（4）了解安瓿拉丝灌封机的清洁、保养标准操作规程。

（二）技能目标

（1）能按照灌封岗位操作规程完成灌封操作和质量自检，并认真填写生产记录，确保数据真实完整，不任意涂改和撕毁。

（2）能按设备的使用、清洁、保养操作程序对设备进行清洁和保养。

（3）学会灌封异常情况的处理。

（三）实训设备

安瓿拉丝灌封机。

（四）实训内容

灌封岗位操作法内容如下。

（1）操作前准备。

1）检查设备上有无"已清洁"状态标识，操作间有无"清场合格证"（副本），且均在有效期内。

2）是否有该批的批生产记录和足够数量的盛装单及本岗位的相关设备和岗位操作规程。

3）检查本岗位的水、电、蒸汽是否正常。

4）检查操作间内温湿度、压差并在批生产记录上记录、签名。

5）取下"清场合格证"，贴于待生产产品批生产记录的背面。

6）填写"房间状态标识"（房间名称、产品品名及规格、产品批号、产量等）。

7）操作人员把设备上的"已清洁"状态标识换成"正在运行"状态标识。

8）用 75% 乙醇消毒将使用的工具、容器及设备与物料直接接触的部位。

9）检查灌封所需针头、活塞、软管及工器具、容器用具是否在清洁、灭菌有效期内。

10）经 QA 人员现场检查合格后，在批生产记录上签字，允许开始生产。

（2）灌封操作。

1）按灌封机操作规程将灌注系统各部件组装成灌注系统,安装在灌封机上。

2）检查灌注系统安装无误后,再检查封口系统是否正常。

3）用手轮顺时针转动,检查灌封机各部件运转情况,有无异常声响、震动等,并在各运转部位加润滑油。

（3）灌装。

1）取烘干后的安瓿,用镊子剔除碎口及不合格的安瓿,将合格的安瓿放入进瓶斗,取少许摆放在齿板上。

2）插上电源,启动电源开关,调整针头与装量。

3）查看针头是否与安瓿口摩擦,针头插入安瓿的深度和位置是否合适;发现针头与安瓿口摩擦,必须重新调节针头的位置,达到灌装的技术要求。

4）核对品名、批号、装量及药液体积。配液结束后的药液应在 8 小时内灌装完。检查药液的澄清度、色泽及安瓿的清洁度,均符合质量控制标准后,开始灌装。每 30 分钟用计量校验合格的注射器及量筒检测装量,并检查药液的澄清度、色泽,均应符合质量控制标准。

5）灌装时需灌注氮气的,生产前应先检查氮气压力,不得低于 0.25MPa。灌装过程中随时检查氮气的灌注情况和压力的变化。

（4）封口。

1）打开燃气与氧气阀,点燃火焰,启动电机,调整火焰及拉丝钳。

2）观察安瓿的预热或加热程度,调节火焰大小。

3）观察安瓿封口处玻璃受热是否均匀,如果不均匀,则将安瓿转瓶板中的顶针上下移动,使顶针向中心对准安瓿中心,安瓿顺利旋转,使封口处玻璃受热均匀。

4）观察拉丝钳与安瓿拉丝情况,当钳口位置不正时,微调螺母,修正钳口位置,并使瓶颈长度一致,封口圆滑。

5）灌封规程中随时检查药品的灌装质量,剔除泡头、焦头、破损、封口长度等封口质量缺陷的安瓿。

6）灌封好的药支装盘,从传递窗传出,交灭菌检漏室。灌封后应在 4 小时内灭菌。

7）生产结束后,操作人员应及时填写批生产记录及相关记录。

（5）清场。

1）把设备的状态标识换成"待清洁"状态标识,操作间的状态标识换成"待清场"状态标识。

2）按灌封机清洁消毒规程拆卸灌注系统,并对灌注器、灌封机清洁、消毒。

3）灌封室按洁净区操作间清洁操作规程进行清洁、消毒。

4）清场结束后填写清场记录,QA 人员检查合格后,填写"清场合格证",并将其副本插入操作间门上的状态标识夹中,将正本贴于本岗位批生产记录的背面,同时将操作间的状态标识换成"已清场"状态标识。

5）将设备的"待清洁"状态标识更换成"已清洁"状态标识。

（6）质量控制要点。

1）外观。

2）装量。

3）澄清度。

(7)质量判断。

1)外观。封口应严密光滑,不得有尖头、凹头、泡头、焦头等。

2)装量。灌装量比标示量略多,需增加的装量及装量差异限度参照《中国药典》规定。

3)需填充惰性气体的药物,应检查残氧量,残氧量应小于 0.1%。

4)含量、pH 值。按《中国药典》或企业内控标准检查。

(8)常见问题及处理方法。

1)封口不严。多为火焰调节不到位所致,应调整火焰,并检查夹子的灵活性。

2)装量不准确。装量可能出现偏高、偏低现象,可能因注射器容量调节不准确,也可能是操作一定时间后,注射器螺丝松动所致,应经常抽查,及时调整。

3)焦头。产生焦头的原因有灌药时给药太急,药液溅在安瓿壁上,封口时形成炭化点;针头往安瓿里注药后,不能立即回药,尖端还带有药液水珠;针头安装不正,尤其是安瓿往往粗细不匀,给药时药液沾瓶;压药与针头打药的行程配合不好,造成针头刚进瓶口就注药或针头临出瓶时才注完药液;针头升降轴不够润滑,针头起落迟缓等。应分析原因,加以调整。

(五)设备标准操作规程

1. ALG6 型拉丝灌封机操作规程

(1)生产前准备工作。①检查主机电源、电路系统、燃气系统是否正常,气源接口是否松动,皮管是否破裂;②对机器的润滑点加油,使机器处于良好的润滑状态,但注意润滑油不得污染药品;③将移动齿板移至最低位置,调整进料斗拦瓶板与齿板齿形对中,使安瓿正确定位;④调整齿板,使两边齿板运行同步,安瓿与地衬板垂直成 90°;⑤调整针头,使其与齿板同步;⑥通过调节药液装量螺钉,调节合适的装量;⑦根据安瓿的规格,调节出料斗拦瓶板。

(2)生产操作。①手动盘车,观察机器各部位动作是否协调,盘车后,拉出盘车手柄;②点火时,先开煤气,再开氧气,调好火头的高低、远近及强弱;③开启机台上方的排风系统;④在机台下的储药瓶中注满药液;⑤在出料斗处放好接收安瓿的铝盘;⑥在进料斗中放好安瓿;⑦接通电源,打开电磁开关,开启主电机,机器运转;⑧根据每分钟的产量调节走瓶速度。

(3)生产结束后。灌封完毕停机时,按此顺序关闭,关电磁开关→关机器电源→关氧气开关→关煤气开关→关氧气总阀→关煤气总阀→关总电源。

注意事项

(1)每次开机前用手轮转动机器,观察转动是否正常,确定正常后将手摇柄拉出,方可开机。

(2)每次调整机器后,必须将螺钉紧固,再用转动手轮观察各工位动作是否协调,方可重新开机。

(3)不得更换及改动设备上的安全防护装置。

(4)在无瓶空机试运转时,必须半闭电磁开关,以免烧坏电磁开关。

(5)开机后不得用手触摸机器运转部件,运转中发生异常情况,应立即停机进行检查,严禁在运转中排除机器故障。

(6)拔丝后刚送出的安瓿,不得用手触摸,以免烫伤。

(7)设备的清洁应在断电、机器停转的状态下进行,清洁时不得使用易燃及腐蚀性清洁剂,电器装置严禁用水冲洗。

2. ALG6 型拉丝灌封机清洁标准操作规程

(1)用 5% $NaHCO_3$ 溶液清洗各表面。

(2)用饮用水冲洗机械手、喷管。

(3)清洗时电器箱操作面板不能沾水,以免损坏电器箱或发生漏电事故。

3. ALG6 型拉丝灌封机维护保养标准操作规程

(1)润滑部位应每班加注一次润滑油。

(2)经常检查机器气源接口是否松动,皮管是否破损,松动应紧固,皮管破损应及时更换。

(3)定期检查拉丝钳、针头是否完好,及时检修或更换;检查、清洗防回火安全阀。

(4)每周对机器进行全面擦洗,特别对平常使用中不易清洁的地方进行擦洗,去除药液污渍、碎玻璃屑等杂质,必要时采用压缩空气吹净,清除运转机构上的油垢。

(5)每半年拆洗、调整灌封装置;检修主轴及配套滑动轴承、搬运齿板;清洗或更换转瓶齿轮中的蜗杆、蜗轮、传动轴、尼龙滑动轴承、尼龙过桥齿轮及滚动轴承。

(6)每年将机器拆卸,清洗各零部件;检修或更换传动主轴及配套蜗轮、蜗杆、滑动轴承;检修或更换曲轴、搬运齿板;检修或更换装置;调节装置中的吸铁顶杆、吸铁顶杆内套、滚动柱、滚轮、扇子板座轴;检修或更换针头架中的针头架轴,长、短滑动轴承;检修或更换拉丝钳组件中的长、短滑动轴承,轴销,钳子架摆放板;检修或更换钳子开闭传动组件中的蜗轮、支座、轴及轴销、各滑动轴承;检修或更换灌装传动组件中的灌注轴、滚轮架、滚轮轴、蜗轮、滑动轴承、针头摆动板等;检查或更换齿轮架组件中的齿轮、齿轮轴;检修或更换进瓶转盘及其配套轴承、齿轮;检查或更换煤气火头芯子;清洗全部管路,更换不符合要求的皮管和阀门。

(六)实训考核

灌封技能训练效果按表 11-3 进行评价。

表 11-3 灌封技能训练效果评价

考核内容		技能要求	分值
生产前准备	生产工具准备	(1)检查核实清场情况,检查清场合格证。 (2)对设备状况进行检查,确保设备处于合格状态。 (3)对生产用工具的清洁状态进行检查	10
	物料准备	(1)按生产指令领取药液和安瓿。 (2)按生产工艺规程制定标准,核实所用原辅料	
灌封		(1)按设备标准操作规程调整移动齿板、进料斗拦瓶板、针头位置,并预调装量。 (2)手动盘车,观察机器各部位运转是否协调。 (3)按正确步骤调火。 (4)做好开机前准备工作后启动设备,并调节走瓶速度。 (5)经常抽查装量,并做出相应调整。 (6)按正确步骤关闭机器。 (7)收集中间产品,挂上标签并标明状态	50
质量控制		封口严密光滑,装量符合《中国药典》要求	10
记录		岗位操作记录填写准确完整	10

（续　表）

考核内容	技能要求	分值
生产结束清场	(1)作业场地清洁。 (2)工具和容器清洁。 (3)生产设备清洁。 (4)清场记录	10
其他	正确回答考核人员的提问	10

四、灭菌检漏技能训练

(一)实训目标
(1)掌握灭菌与检漏岗位操作法。
(2)掌握灭菌与检漏质量控制要点。
(3)掌握小型电热灭菌器、灭菌检漏器的标准操作规程。
(4)了解热压灭菌器的清洁、保养标准操作规程。

(二)技能目标
(1)能按照灭菌检漏岗位操作规程完成灭菌检漏操作和质量自检,并认真填写生产记录,确保数据真实完整,不任意涂改和撕毁。
(2)能按设备的使用、清洁、保养操作程序对设备进行清洁和保养。
(3)学会异常情况的处理。

(三)实训设备
小型电热灭菌器、安瓿灭菌检漏器。

(四)实训内容
灭菌检漏岗位操作法内容如下。
(1)操作前准备。
1)检查岗位卫生,有上批产品"清场合格证"(副本)。
2)检查水、电、蒸汽、压缩空气供应情况是否正常。
3)试开机运行,检查设备运转是否正常,有无异常声响。
4)检查与生产相关的岗位操作规程及生产记录是否齐全。
5)检查合格后岗位操作人员将房间及设备更换为"正在生产"及"运行中"状态,并由 QA 人员在"灭菌岗位操作记录"及状态牌上签字确认后,方可正式生产。
(2)灭菌检漏操作。
1)核对生产记录与待灭菌检漏药品的品名、规格、批号、产量。
2)将灭菌门关严,按安瓿灭菌检漏柜操作规程的工艺要求设置灭菌时间、温度等参数,按自动键,开始灭菌操作。
3)灭菌结束后,按"开门"按钮,取出药品,清理不合格品。
4)操作时应将灭菌前后的药品严格区分开,以防止漏灭菌检漏的现象发生。
5)做好"灭菌检漏岗位操作记录",并由班长及 QA 人员审核签字。

（3）清场。

1）清除安瓿灭菌检漏器内的遗留药品。

2）将废弃物装入废物贮器传出室外。

3）按安瓿灭菌检漏器清洁规程进行清洁。

4）灭菌检漏室按灭菌检漏岗位清洁规程进行清洁。

5）清场结束填写《灭菌岗位清场记录》及《设备清洁消毒记录》，并由 QA 人员检查确认清场合格后，签发"清场合格证"。

6）操作人员将房间及设备更换为"已清洁""待用"状态。

（4）质量控制要点。根据待灭菌产品的性质，控制灭菌温度、压力、时间，保证灭菌彻底。

（5）异常情况处理。所用设备不能正常运转，影响生产及产品质量时应填写《偏差及异常情况报告》，交车间主任并通知质监员，请维修人员修理。

（五）设备标准操作规程

1. XGI·X 小型电热灭菌器标准操作规程

（1）开机前准备工作。①检查灭菌器腔室、循环换热系统等是否清洁；②检查所有的仪表、阀门是否灵敏可靠；③检查压缩空气过滤器是否在有效期内；④关闭手动安全阀。

（2）开机灭菌。①将产品倒置装满灭菌器，按照"先进先出"的原则安排灭菌次序，先灌封的产品尽量安排先灭菌，在产品进入灭菌器前，应双人核对待灭菌产品；②关闭灭菌器门，设定灭菌的温度、压力、时间；③启动灭菌器，开始灭菌；④在温度上升的同时开启排放截止阀，使室内冷空气及冷凝水排放出来，加快室内温度均匀，排放 2～3 分钟后，关闭截止阀。

（3）灭菌结束后。①灭菌程序结束后，关闭蒸汽阀、供水阀，切断总电源；②开启阀门向外排气，待内部压力降至零后，开启灭菌器门；③将灭菌产品取出；④日常生产时只需关闭灭菌器的控制电源；节假日或长期关闭灭菌器时，则应关闭总电源开关，关闭灭菌器蒸汽手动阀、压缩空气手动阀、冷却水手动阀，锁好柜门。

2. AQ-2.4 型安瓿检漏灭菌器标准操作规程

（1）开机前准备工作。①检查蒸汽源、水源、电源开关是否正常，并排放进气管中的冷凝水；②检查所有的仪表、阀门是否灵敏可靠；③检查管道系统中各手动阀是否关闭。

（2）开机灭菌。①打开电源开关；②打开进蒸汽阀、供水阀；③放入待灭菌产品，按药品生产工艺要求设定工作参数后关门；④按"启动"键，设备运行；⑤在温度上升的同时开启排放截止阀，使室内冷空气及冷凝水排放出来，加快室内温度均匀，排放 2～3 分钟后，关闭截止阀。

（3）灭菌结束后。①关闭进蒸汽阀、供水阀；②趁热放有色液体或将灭菌的安瓿用冷水喷淋使温度降低，然后抽真空，再喷入有色液体，进行检漏；③切断电源；④打开排泄管上的手动球阀，接通排泄管路，排泄内室蒸汽和水，待灭菌室内温度低于 60℃、压力降至零，打开柜门，戴上手套拉出内腔室，取出灭菌产品。

注意事项

(1)如灭菌过程中停电,应立即关闭蒸汽阀和排泄手动球阀,再把电源开关切断。

(2)定期校正安全阀、压力表、记录仪及其他仪器装置,保证灭菌检漏器的安全运作。

(3)开关柜门操作注意事项。①关门。a. 关门前,应检查门胶有无损坏及污物,检查柜体与密封面有无损伤及污物;b. 先将手柄逆时针转至极限位置,使大门的放射棒收回,处于全收缩位置,将门贴紧柜体后用力顺时针旋转手柄,使放射棒伸出,继续旋转手柄直至有门闭信号,再旋转手柄1/4～1/2圈。②开门。a. 行程信号灯处于"准备"或"结束"状态才可开门;b. 灭菌后必须先观察仪表,确认灭菌室内温度低于60℃,压力表显示为0MPa,门自锁解除后,方可逆时针旋转手柄至极限位置开门。

3. **热压灭菌器维护保养标准操作规程**

(1)每天保养项目。清洗蒸汽过滤器滤网、水过滤器滤网一次;拆下内室上端喷淋板,清洗板内污垢一次;检查设备紧固螺栓及连接件,发现松动应及时紧固;保持设备内外的清洁;检查柜门密封胶条有无损伤,如有问题及时找维修人员进行更换;检查压力表、阀门是否正常灵敏。

(2)每月保养项目。对液位开关进行清洗;检查柜门的连锁装置密封件;对各润滑处进行润滑;检查控制系统的电源线、保护接地线,各元器件有无损伤及松动;检查安全阀、单向阀的灵活性。

(3)压力表、温度表应定期进行校正。

4. **热压灭菌器清洁规程**

(1)生产结束,用饮用水将灭菌室清洗干净。

(2)清除蒸汽管道内的冷凝水和垢渍。

(3)设备表面用饮用水擦净。

(六)实训考核

灭菌检漏技能训练效果按表11-4进行评价。

表11-4　灭菌检漏技能训练效果评价

考核内容		技能要求	分值
生产前准备	生产工具准备	(1)检查核实清场情况,检查清场合格证。 (2)对设备状况进行检查,确保设备处于合格状态。 (3)检查仪表及阀门,保证其灵敏度可靠。 (4)对生产用工具的清洁状态进行检查	20
	物料准备	(1)按生产指令领取药液和安瓿。 (2)按生产工艺规程制定标准,核实所用原辅料	

（续　表）

考核内容	技能要求	分值
灭菌检漏	(1)按正确步骤将待灭菌产品放入灭菌室,关闭柜门。 (2)正确设置灭菌温度、压力、时间。 (3)正确排除冷空气及冷凝水。 (4)正确计算灭菌时间。 (5)灭菌时间到后正确关闭灭菌器。 (6)按正确步骤关闭机器。 (7)按正确步骤打开柜门取出灭菌产品	50
记录	岗位操作记录填写准确完整	10
生产结束清场	(1)作业场地清洁。 (2)工具和容器清洁。 (3)生产设备清洁。 (4)清场记录	10
其他	正确回答考核人员的提问	10

将实训结果记录于下表中,见表 11-5～表 11-9。

表 11-5　理瓶岗位生产记录

品名		规格		批号		生产日期	
生产依据			操作依据			操作日期	
操作步骤	操作指令			操作记录			
生产前检查	(1)生产文件、清场合格证。 (2)生产现场。 (3)容器具。 (4)检查完毕,符合要求,更换状态标识			□齐全 □无上次生产遗留物　□已清洁 □已清洁 □已更换			
	检查人			检查时间			
准备	(5)根据批生产指令领取所需安瓿,并根据仓库提供的检验报告书核对编号、生产厂家、规格、数量			报告书号:_____　编号:_____ 生产厂家:_____ 规格:_____ ml 数量:_____箱(_____支) 领料人:_____　复核人:_____			
外清	(6)将领取的安瓿外包装逐件在交接区擦净,移入储瓶间			数量:_____箱　操作人:_____			
理瓶	(7)将安瓿排入盘中,瓶口朝上,剔除裂口、掉底、卷口、歪丝、大小口等废品,并计算破损率			理瓶数:_____盘　破损数:_____支 上班剩余:_____盘　合计盘数:_____盘 操作人:_____ 时间:_____至_____			

（续　表）

交接	(8)理好的安瓿通过传递窗移交至洗烘瓶工序,并将空盘收回	交出数量:_____盘 剩余数量:_____盘
	(9)将剩余安瓿及洗烘瓶工序、灌封工序退回的安瓿退回储瓶间存放;换规格时剩余安瓿经质监员复核后退库	洗烘瓶退:_____盘　灌封退:_____盘 □封存,转入下批使用(本批剩余_____盘) □退库　退库数量:_____退库人:_____ 复核人:_____退库日期:_____
清场	(10)清场见清场记录;清洁见清洁记录	
备注		

表 11-6　洗烘瓶岗位生产记录

品名		规格		批号		生产日期	
生产依据			操作依据			操作日期	
操作步骤		操作指令			操作记录		
生产前检查	(1)生产文件、清场合格证。 (2)生产现场。 (3)设备。 (4)仪器、仪表。 (5)检查完毕,符合规定,更换状态标识。 (6)洁净区温度和相对湿度。 (7)传递窗开启紫外灯30分钟			□齐全 □已清洁 □完好 □已清洁 □已校正,在有效期内 □已清洁 □已更换 温度:_____℃ 相对湿度_____% □符合规定 消毒时间:_____至_____			
	检查人			检查时间			

准备	(8)从传递窗取出理好的安瓿,核对规格,检查松紧度,计数	规格:_____ ml 理瓶数:_____盘 松紧度:□符合规定　操作人:_____

操作步骤	操作指令	操作记录						
洗瓶	(9)将超声波清洗水箱及循环水箱,加入注射用水至溢水口,并将循环水箱内的注射用水加热至50～60℃。 (10)按立式超声波清洗机操作规程操作。 (11)将安瓿排入进料斗内,开始洗瓶,洗瓶过程中注意检查洗瓶用水水温、压力及压缩空气压力,及时剔除破损安瓿	时间						
		循环水水温/℃						
		时间						
		压力/ MPa	循环水					
			注射用水					
			压缩空气					
		破损数:_____支 操作人:_____						
	(12)由质监员检查安瓿清洁度	清洁度:□符合要求 检查人:_____						

（续 表）

		时间					
烘瓶	(13)按杀菌烘箱操作规程操作,开始烘瓶,设定烘箱温度为250℃,出瓶速度每分钟≤10cm。烘瓶过程中注意观察烘箱温度	烘箱温度/℃					
		网带速度:_____ cm/min					
		洗烘瓶时间:_____至_____					
		操作人:_____					
交接	(14)干燥灭菌后的安瓿经高效层流过滤器风流冷却后传送至灌封工序。 (15)灌封结束后,将剩余未洗安瓿退回理瓶工序	洗烘瓶数:_____盘					
		剩余未洗数:_____盘					
		操作人:_____ 复核人:_____					
		质监员:_____					
清场	(16)清场见清场记录;清洁见清洁记录						
备注							

表 11-7 配制岗位生产记录

品名		规格		批号		生产日期	
生产依据			操作依据			操作日期	
操作步骤		操作指令			操作记录		
生产前检查		(1)生产文件、清场合格证。 (2)生产现场。 (3)设备。 (4)容器具。 (5)仪器、仪表。 (6)检查完毕,符合规定,更换状态标识。 (7)洁净区温度和相对湿度。 (8)传递窗开启紫外灯30分钟			□齐全 □已清洁 □完好 □已清洁 □已清洁 □已校正,在有效期内 □已清洁 □已更换 D级:温度:____℃ 相对湿度____% □符合规定 C级:温度:____℃ 相对湿度____% □符合规定 消毒时间:_____至_____		
		检查人			检查时间		
		(9)根据批生产指令领取所需原辅料,核对品名、规格、编号、批号、数量等			领料人:_____复核人:_____		

（续　表）

		品名	生产厂家	规格	编号	批号	数量	报告书号
准备	（10）按备料操作规程逐一称量核对（称量原始记录粘贴于配液工序粘贴页），若有偏差立即汇报							
	操作人：_____　复核人：_____　质监员：_____							

初配	（11）初配前按配液系统清洁规程对配液系统进行生产前清洁	清洁时间：_____至_____ 操作人：_____复核人：_____
	（12）通知质监员，取样检测清洗用水	取样人：_____报告书号：_____
	（13）取配制总量约 80% 的注射用水于配制罐中	注射用水加量：_____L　温度：_____℃
	（14）将称取好的原辅料加入上述注射用水中，搅拌 5～10 分钟	搅拌时间：_____至_____
配制	（15）加入称量好的药用炭并搅拌 3～5 分钟	搅拌时间：_____至_____
	（16）补加注射用水至全量，搅拌 3～5 分钟后静置 7～10 分钟	搅拌时间：_____至_____ 静置时间：_____至_____ 温度：_____℃
	（17）用孔径为 0.22μm 的微孔滤膜压滤至可见异物检查合格后取样化验	色泽：_____澄清度：_____
	（18）抽滤至储液罐中	
交接	（19）色泽、澄清度检查合格后，与灌封工序进行交接	交料人：_____　接料人：_____ 交料时间：_____灌封结束时间：_____
	（20）物料平衡：理论配液量等于实际配液量	理论配液量：_____L 实际配液量：_____L □符合规定
清场	（21）清场见清场记录；清洁见清洁记录	
备注		

表 11-8　灌封岗位生产记录

品名		规格		批号		生产日期	
生产依据			操作依据			操作日期	
操作步骤	操作指令			操作记录			

操作步骤	操作指令	操作记录
生产前检查	(1)生产文件、清场合格证。 (2)生产现场。 (3)设备。 (4)容器具。 (5)仪器、仪表。 (6)检查完毕,符合规定,更换状态标识。 (7)洁净区温度和相对湿度。 (8)传递窗开启紫外灯30分钟	□齐全 □已清洁 □完好 □已清洁 □已清洁 □已校正,在有效期内 □已清洁 □已更换 温度:____℃　相对湿度____%　□符合规定 消毒时间:_____至_____
	检查人	检查时间

操作步骤	操作指令	操作记录					
准备	(9)根据批生产指令核对精配液品名、规格、批号、数量	数量:_____万毫升　报告书号:_____ 核对人:_____　复核人:_____					
	(10)检查净安瓿洁净度及干燥度,剔除破损安瓿	洁净度:□符合要求　干燥度:□符合要求 质监员:_____ 破损数:_____　操作人:_____					
	(11)按灌装系统安装与拆卸规程组装灌装系统,根据产品规格用注射用水调节装量	装量:_____　操作人:_____					
	(12)按安瓿灌封机操作规程进行操作,调节氧气、液化气、氮气、压缩空气,用注射用水试灌封,检查封口质量,由质监员测量残氧量	封口长度	封口质量	氮气质量	压缩空气	操作人	复核人
		mm	□符合要求	L/min	MPa		
		残氧量:_____%　检查人:_____					
	(13)将灌装系统内注射用水排尽,并将试封产品清场。通知精配工序送液,打开高位槽放液阀,进行排液,至灌装器内无气泡产生,排出的药液退回精配工序	清场人:_____　检查人:_____ 排液数量:_____ml 操作人:_____　接收人:_____					

操作步骤	操作指令	操作记录				
灌封	(14)排液完毕,开始灌封,灌封过程中每半小时检查装量,随时检查封口质量,及时剔除装量不足、焦头、尖头、泡头、瘪头等外观不良品	时间				
		结果				
		外观不良品数:_____支　操作人:_____				
	(15)灌封后的半成品装于不锈钢盘内,逐盘插入标识牌,检查松紧度后,放入传递窗交灭菌工序计数	灌封半成品数	松紧度		操作人	复核人
		_____盘	□符合规定			
		灌封开始时间:_____结束时间:_____				

(续 表)

交接	(16)灌封结束后,将剩余安瓿装入不锈钢盘内,退回理瓶工序	退回数:_____盘 操作人:_____ 复核人:_____
	(17)将外观不良品经灌封工序负责人复核,在质监员监督下销毁	外观不良品数:_____支 销毁人:_____ 复核人:_____ 监督人:_____
	(18)统计灌封收率:灌封半成品数/理论产量≥95%	理论产量:_____万支 灌封半成品数:_____盘(_____万支) 灌封收率:_____% 操作人:_____ 复核人:_____
清场	(19)清场见清场记录;清洁见清洁记录	
备注		

表 11-9 灭菌岗位生产记录

品名		规格		批号		生产日期	
生产依据			操作依据			操作日期	
操作步骤		操作指令			操作记录		
生产前检查	(1)生产文件、清场合格证。 (2)生产现场。 (3)设备。 (4)仪器、仪表。 (5)检查完毕,符合规定,更换状态标识				□齐全 □已清洁 □完好 □已清洁 □已校正,在有效期内 □已清洁 □已更换		
	检查人				检查时间		
准备	(6)根据批生产指令核对灌封半成品品名、规格、批号、数量				数量:_____盘 核对人:_____		
灭菌	(7)按安瓿灭菌检漏器操作规程操作,将灌封半成品放于灭菌推车上,推入灭菌柜,通入蒸汽,以流通蒸汽灭菌				灭菌总盘数:_____盘 灭菌温度:_____℃ 灭菌时间:_____分钟 操作人:_____ 复核人:_____		
检漏	(8)灭菌后,通入真空使真空度达 0.07MPa以上,加入色水浸没产品,进行检漏。检漏后通入压缩空气,压回色水,对产品进行淋洗				操作人:_____ 复核人:_____		

（续　表）

烘干	(9)将检漏后灭菌品烘干出柜	烘干温度：＿＿＿℃　烘干时间：＿＿＿ 操作人：＿＿＿复核人：＿＿＿ 灭菌时间：＿＿＿至＿＿＿
交接	(10)将已灭菌检漏品分柜次存放于暂存间，填写请验单，通知化验室分柜次取样检验	灭菌柜次：＿＿＿柜 请验人：＿＿＿取样数量：＿＿＿支 取样人：＿＿＿
	(11)将已灭菌检漏品交于灯检工序	交接数量：＿＿＿盘 交料人：＿＿＿接料人：＿＿＿ 时间：＿＿＿
清场	(12)清场见清场记录；清洁见清洁记录	
备注		

第二节　六味地黄丸（浓缩丸）生产工艺规程

一、产品信息

（一）产品名称及剂型

1. 产品名称　六味地黄丸（浓缩丸）。

2. 汉语拼音　Liuwei Dihuang Wan。

3. 剂型　浓缩丸。

（二）产品概述

1. 性状　本品为棕褐色或亮黑色的浓缩丸，味微甜、酸、略苦。

2. 功能主治　滋阴补肾。用于肾阴亏损、头晕耳鸣、腰膝酸软、骨蒸潮热、盗汗遗精、消渴。

3. 用法用量　口服。1次8丸，1日3次。

4. 规格　每8丸重1.44g（每8丸相当于饮片3g）。

5. 贮藏　密封。

6. 有效期　36个月。

（三）处方和依据

［处方］　理论产量0.8万丸。

熟地黄0.96kg、酒萸肉0.48kg、山药0.48kg、牡丹皮0.36kg、茯苓0.36kg、泽泻0.36kg，制成0.8万丸。

［依据］《中国药典》（2015版）一部。

二、生产

(一)生产工艺流程图

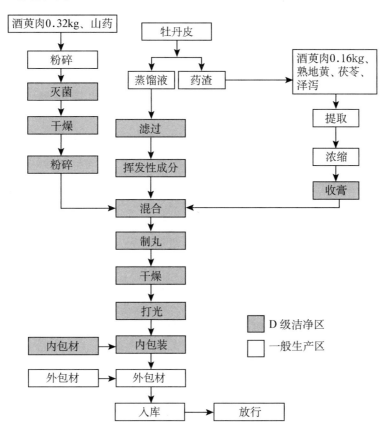

(二)原药材的整理炮制

原药材净制及炮制标准见表 11-10。

表 11-10 原药材净制及炮制标准

序号	品名	净制及炮制过程	收率	炮制依据
1	熟地黄	取地黄,除去杂质,切块,照蒸法蒸至黑润,干燥	85%≤平衡限度≤100%	《中国药典》
2	酒萸肉	取净山萸肉,除去杂质,用黄酒搅拌,置适当容器内,密封,隔水加热蒸至黄酒吸尽,取出放凉,干燥。每 100kg 药材用黄酒 20kg	85%≤平衡限度≤100%	《中国药典》
3	牡丹皮	除去杂质	85%≤平衡限度≤100%	《中国药典》
4	山药	除去杂质,洗净,切制,干燥	85%≤平衡限度≤100%	《中国药典》
5	茯苓	除去杂质	90%≤平衡限度≤100%	《中国药典》
6	泽泻	除去杂质,润透,破碎,干燥	85%≤平衡限度≤100%	《中国药典》

(三)提取生产操作过程和工艺条件

1. 称量　领料称量人员按生产指令领取所需物料。在领取时,应先核对物料品名是否与指令相符,在称量前应先检查衡器的定期校验证是否在有效期内,并调整至零位平衡后方可称量。称量时,应一人称量,另一人独立复核,及时填写称量记录、复核记录,并由称量人、复核人签字确认。

2. 炮制　根据生产指令核对处方中需炮制药材的品名、数量及所用辅料(如黄酒等)的品名、批号、数量,按本规程中(二)"原药材的整理炮制"下的规定进行炮制,应严格控制加入辅料的数量及炮制时间、温度、程度。炮制后装入洁净的容器中,标明品名、批号、数量、操作人、复核人、日期。

3. 牡丹皮挥发性成分的提取　称取牡丹皮,置多功能提取罐中,加 15 倍量水浸泡约 8 小时后,水蒸气蒸馏,将蒸馏液输送至结晶罐中,静置 3～4 小时,降至室温,滤过,得牡丹皮挥发性成分,40℃以下干燥,混匀,备用。

4. 熟地黄、酒萸肉、茯苓、泽泻的提取　取净制后的熟地黄 0.96kg、酒萸肉 0.16kg、茯苓 0.36kg、泽泻 0.36kg 和牡丹皮药渣置多功能提取罐中,第 1 次加 8 倍量水煮 2 小时,滤过;第 2 次加 8 倍量水煮 2 小时,滤过,合并滤液,减压浓缩至相对密度为 1.40(80～90℃)的稠膏。将所得浸膏装入洁净容器内,标明品名、批号、数量,入库。

5. 酒萸肉、山药的粉碎和灭菌　将酒萸肉 0.32kg、山药 0.48kg 粉碎成细粉,全部通过 80 目筛,99% 通过 100 目筛,混合 30 分钟,灭菌 1 小时(温度 102～105 ℃),干燥 25～30 分钟,药粉水分≤7%,用粉碎机粉碎,粉碎损耗≤5%。将所得细粉装入洁净塑料袋内,标明品名、批号、数量,检验合格后入库。

(四)制剂生产操作过程和工艺条件

1. 称量　同"(三)"中"称量"操作。

2. 混合、合坨　取生药粉投入槽型混合机内,加入牡丹皮挥发性成分混合均匀。加浸膏充分混合 40 分钟,制成软硬适宜的坨块,移入炼药机炼制 2～3 次。

3. 制丸　将药坨置入制丸机加料斗中,按制丸机标准操作规程启动设备,制丸。湿丸重范围控制在(1.88～1.98)g/10 丸。

4. 围圆　根据湿丸硬度,用浸膏(浸膏稀释至相对密度 1.08～1.10,18～26℃测,过 200 目筛网)药粉适量,进行围圆。

5. 烘干　温度控制在 50～80℃(热风循环烘箱,水分≤7.5%)。

6. 打光　将烘干后的丸粒放入包衣锅内,启动包衣机,直至锅内发出有节律的响声,撒入适量的虫白蜡,至丸面光亮后取出全部丸粒,送检。

7. 内包装　取经检验合格的药丸,塑料瓶(盖)用丸剂包装自动连线,按包装机标准操作规程,核对品名、检验报告单及批号后,开启机器空包装运转,检查合格后,自料斗中加入药丸,试包装,观察并调整供料时间,全部合格后可正式开机包装。在包装过程中应随时检查装量、封合等情况,做到装量准确,封口严密,批号清晰,外观整齐。半成品装入周转筐中,及时进行外包装。

8. 外包装　按内包装后的半成品数量计算并领取所需的小盒、说明书、大箱,核对品名及检验单后,在规定的部位打印产品批号、生产日期和有效期等文字。打印应清晰、准确。然后按包装岗位标准操作规程进行操作,同时 QA 人员按取样标准取样,对成品进行全检。

9. 入库　将检验合格的药品登记品名、数量后,入常温成品库。批与批之间,不同品种之间应有明显界限,不得混放。

(五)成品放行

仓库接到质量部门的检验合格报告单、成品放行审核单后,挂成品合格标志,方可放行。

(六)质量监控

六味地黄丸制备工艺质控点见表11-11。

表 11-11　六味地黄丸制备工艺质控点

工序	监控点	监控项目	监控频次
前处理	称量	衡器、数量	每次
	原辅料	品名、批号、数量	每批
炮制	蒸	辅料用量、加热时间、蒸汽压力、程度	每次
	酒制	黄酒用量、焖润时间、加热时间、程度	每次
干燥	过程	温度、蒸汽压力、时间	每30分钟1次
	干燥品	性状、水分	每批
粉碎过筛	过程	设备、数量、时间	每次
	药粉	异物、细度、水分	每批
	过筛	筛目、筛网、细度	随时/班
灭菌	过程	温度、蒸汽压力、时间	每10分钟1次
提取浓缩	投料	品种、数量	每批
	提取挥发性成分	加水量、温度、时间、蒸汽压力	随时/班
	提取	温度、次数、时间、加水量	每批
	滤过	滤材种类、清洁度、时间	每次
	滤液	澄清度	每批
	浓缩	时间、温度、蒸汽压力	每次
	浸膏	数量、相对密度	每批
混合	物料	品名、批号、数量	每次
	过程	时间、均匀度	每次
合坨	物料	品名、批号、数量	每次
	过程	时间、软硬度	每锅
制丸	过程	均匀度、圆整度、重量差异	每20分钟1次
围圆	浸膏、药粉	密度、细度	每次
	过程	丸差、丸重、圆整度	每30分钟1次
干燥	药丸	温度、时间、水分、翻丸、调格次数、色泽	定时/班
打光	药丸	时间、光泽度、水分	每锅
内包装	塑料袋	用量、洁净度	每批
入库	成品	码放、区位、数量、状态	每次

三、其他

(一)技术安全及劳动保护

1. 技术安全

(1)各班组工作岗位严禁吸烟,禁止使用明火。

(2)下班后各种电器须切断电源。

(3)车间内重要岗位须放置灭火器。

(4)操作者必须严格按设备操作规程进行操作,新上岗工人不得单独操作机器,凡接触滚动设备,必须穿紧袖衣,并不得留长发,也不得用手搅拌物料。

(5)载货用提升机,严禁载人。

(6)各工序应严格执行岗位责任制、交班制、文明生产制度和清场制度。

2. 劳动保护

(1)各工序均应配全工作服、鞋、帽、口罩、手套等,特殊岗位的劳保用品要按国家的有关规定配发,并按规定更新。

(2)洁净区生产人员要采取有效的防暑降温措施,以改善劳动条件。

(3)产生噪声岗位加装消音器,隔离屏蔽,消除噪声。

(4)粉碎工序加装除尘装置,除去车间粉尘,应佩戴防尘口罩。

3. 异常情况的防护措施与注意事项

(1)人身伤亡的防护措施与注意事项。

(2)设备故障的防护措施与注意事项。

(3)火灾事故的防护措施与注意事项。

(4)其他异常情况的防护措施与注意事项。

(二)劳动组织、岗位定员、工时定额、产品生产周期

1. 劳动组织　中药提取车间:前处理班、提取班、粉碎班。固体制剂车间:制丸班、包装班、入库班。

2. 工序工时定额　工序工时定额按 0.8 万丸计算。

计算公式为:工序工时定额 = 劳动时间合格产品数量。

3. 岗位定员、工时定额、产品生产周期　按 0.8 万丸计算,各劳动组织的详细情况见表 11-12。

表 11-12　各劳动组织详细情况

序号	劳动组织	工作内容	岗位定员	工时定额/h
1	前处理班	领料、称量		
2	提取班	称量、提取		
3	粉碎班	烘干、粉碎、过筛、灭菌		
4	制丸班	合药、制丸	10	16
5	包装班	内包装、外包装	10	4
6	入库班	成品入库、打包	10	1

注:生产周期为 3 天。

(三)原辅料消耗定额

1. 原辅料利用率 原辅料利用率≥95%。

2. 0.8 万丸原料定额(理论) 0.8 万丸六味地黄丸的理论原料定额见表11-13。

表 11-13 六味地黄丸(0.8 万丸)的原料定额

品名	物料编码	定额/kg	品名	物料编码	定额/kg
熟地黄	YL-001	0.96	泽泻	YL-005	0.36
酒萸肉	YL-002	0.48	牡丹皮	YL-006	0.36
山药	YL-003	0.48	虫白蜡	FL-001	0.46/1000
茯苓	YL-004	0.36			

(四)物料平衡

总成品率计算公式如下。

$$总成品率(\%)=[(实际总成品量＋取样量)/理论成品总量]×100\%$$

95%≤平衡限度≤105%。

第三节 黄连上清丸(大蜜丸)生产工艺规程

一、产品信息

(一)产品名称及剂型

1. 产品名称 黄连上清丸(大蜜丸)。

2. 汉语拼音 Huanglian Shangqing Wan。

3. 剂型 蜜丸。

(二)产品概述

1. 性状 本品为黑褐色的大蜜丸,气芳香,味苦。

2. 功能主治 散风清热,泻火止痛。用于风热上攻,肺胃热盛所致的头晕目眩、暴发火眼、牙齿疼痛、口舌生疮、咽喉肿痛、耳痛耳鸣、大便秘结、小便短赤。

3. 用法用量 口服。1次1～2丸,1日2次。

4. 规格 每丸重6g。

5. 贮藏 密封。

6. 有效期 36个月。

(三)处方和依据

[法定处方] 黄连 10g、栀子(姜制)80g、连翘 80g、炒蔓荆子 80g、防风 40g、荆芥穗 80g、白芷 80g、黄芩 80g、菊花 160g、薄荷 40g、酒大黄 320g、黄柏(酒炒)40g、桔梗 80g、川芎 40g、石膏 40g、旋覆花 20g、甘草 40g。

[投料处方] 黄连 0.2kg、栀子(姜制)1.6kg、连翘 1.6kg、炒蔓荆子 1.6kg、防风 0.8kg、荆芥穗 1.6kg、白芷 1.6kg、黄芩 1.6kg、菊花 3.2kg、薄荷 0.8kg、酒大黄 6.4kg、黄柏(酒炒)0.8kg、桔梗 1.6kg、川芎 0.8kg、石膏 0.8kg、旋覆花 0.4kg、甘草 0.8kg、蜂蜜 42kg,制成 1 万丸。

［依据］ 《中国药典》(2015 版)一部。

二、生产

(一)生产工艺流程图

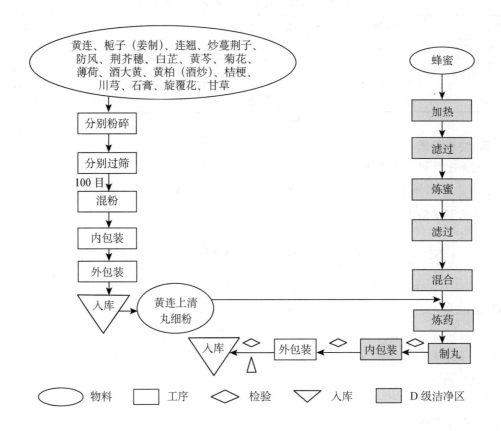

(二)操作过程及工艺条件

1. 领料　按生产指令单从药材库领取黄连、栀子(姜制)、连翘、炒蔓荆子、防风、荆芥穗、白芷、黄芩、菊花、薄荷、酒大黄、黄柏(酒炒)、桔梗、川芎、石膏、旋覆花、甘草净药材及蜂蜜,核对品名、数量。按生产指令逐一称取并存放于药材周转箱内,贴上桶签,转入药材暂存间。

2. 药材粉碎、过筛　将以上物料(除蜂蜜)依次分别粉碎、过筛,粉碎、过筛目数见表 11-14,过筛后再次称量,并严格复核,贴上桶签,移入中间站。

表 11-14　物料粉碎、过筛目数

物料编号	物料名称	粉碎目数	过筛目数
	黄连	100 目	100 目
	栀子(姜制)	100 目	100 目
	连翘	100 目	100 目

（续　表）

物料编号	物料名称	粉碎目数	过筛目数
	炒蔓荆子	100 目	100 目
	防风	100 目	100 目
	荆芥穗	100 目	100 目
	白芷	100 目	100 目
	黄芩	100 目	100 目
	菊花	100 目	100 目
	薄荷	100 目	100 目
	酒大黄	100 目	100 目
	黄柏(酒炒)	100 目	100 目
	桔梗	100 目	100 目
	川芎	100 目	100 目
	石膏	100 目	100 目
	旋覆花	100 目	100 目
	甘草	100 目	100 目

3. 混粉

（1）领料、配料。按生产指令单从中间站领取粉碎细粉，核对品名、数量。按生产指令逐一称取，贴上桶签，转入物料暂存间。粉碎细粉的批物料耗用量见表 11-15。

表 11-15　粉碎细粉的批物料耗用量

物料编码	物料名称	批配料量(1 万丸)/kg
	黄连粉	0.19
	栀子(姜制)粉	1.47
	连翘粉	1.47
	炒蔓荆子粉	1.47
	防风粉	0.74
	荆芥穗粉	1.47
	白芷粉	1.47
	黄芩粉	1.47
	菊花粉	2.94
	薄荷粉	0.74
	酒大黄粉	5.89
	黄柏(酒炒)粉	0.74
	桔梗粉	1.47
	川芎粉	0.74
	石膏粉	0.74
	旋覆花粉	0.37
	甘草粉	0.74

(2)混粉。将上述细粉全部加入混合机中,混合均匀后,转入料车中,及时装入薄膜口袋中,封严后转入内包装间分装。

4. 内包装 将上述混合粉用双层塑料袋分装成每袋 25kg,封严,送入外包装间暂存。

5. 外包装 用纸箱将 2 袋 25kg 的细粉包装成 1 件,封箱后贴签,打包,抽检合格后入库。

6. 炼蜜

(1)领料、配料。按生产指令单从中间站领取蜂蜜,核对品名、数量。按生产指令逐一称取,贴上桶签,转入物料暂存间。蜂蜜的批物料耗用量见表 11-16。

表 11-16 蜂蜜的批物料耗用量

物料编码	物料名称	批配料量(1 万丸)/kg
	蜂蜜	43

(2)炼蜜。将蜂蜜加入炼蜜罐中,搅拌,加热沸腾后,趁热通过双联过滤器滤过到可倾式夹层锅中,在夹层锅中继续加热至沸腾时,调整蒸汽阀,保持微沸,温度控制在 116～118℃,水分一般控制在 12%～16%,炼至气泡微小或出现鱼眼泡时,停止加热,待炼蜜温度下降后,分装于洁净的不锈钢桶中,贴上桶签,移入中间站,备用。

7. 混合

(1)领料。按生产指令单从库房领取黄连上清丸细粉,核对品名、数量无误后,转入脱外包装间,脱外包装后,移入原辅料暂存间。

(2)称量、配料。将脱外包装的黄连上清丸细粉移入称量间,按批生产指令单称量配料,炼蜜从中间站领取移入称量间,按批生产指令单称量配料。黄连上清丸细粉和炼蜜的批物料耗用量见表 11-17。

表 11-17 黄连上清丸细粉和炼蜜的批物料耗用量

物料编码	物料名称	批配料量(1 万丸)/kg
	炼蜜	36.2
	黄连上清丸细粉	24.1

(3)混合。先在炼蜜间夹层锅中加水,加热至微沸,再将盛有炼蜜的不锈钢桶放到夹层锅上水浴加热,同时将黄连上清丸细粉加入混合机中,待炼蜜加热至 60℃时,开启混合机,在搅拌下趁热加入炼蜜(注意要尽量倒尽炼蜜),待混合成坨后方可出料,倒入料车中。

8. 炼药 将上述混合的药坨加入炼药机中,开机炼制,待料炼制均匀、色泽一致后方可出料,装入不锈钢桶中,封严后,转入中间站,抽检,测定含量、水分。

9. 制丸 根据各项含量标示量计算出每丸的最低丸重,且不得少于重量差异的低限,符合要求方可制丸。将上述炼制好的药坨加入制丸机中,开机制成大蜜丸,料若有粘刀,可喷以少量 95% 的乙醇或细粉,随时抽查丸重,及时调整,丸重差异控制在 ±7%,将制好的蜜丸放入料盘中,及时转运至内包装间包装。

不得小于最低丸重的含量:①盐酸小檗碱。[丸重标示量(g)－丸重标示量(g)×丸重差异(%)]×测定含量(mg/g)应不低于0.6mg/丸。②按总大黄酚和总大黄素总量计。[丸重标示量(g)－丸重标示量(g)×丸重差异(%)]×测定含量(mg/g)应不低于4mg/丸。③按结合蒽醌中的大黄酚和大黄素总量计。[丸重标示量(g)－丸重标示量(g)×丸重差异(%)]×测定含量(mg/g)应不低于1.5mg/丸。

以上三项含量均符合标准后方可按丸重差异控制制丸。

10. 内包装

(1)领料。从包材库中领取内包装材料后转至包材暂存间备用。内包材批耗用量见表11-18。

表 11-18　内包材批耗用量

物料编号	物料名称	单位	计划耗用量
	蜡纸	张	10100
	黄连上清丸塑料袋	个	1010

(2)包装规格。每袋10丸,每丸6g。

(3)内包装。用1张辐照后合格的蜡纸包裹1个蜜丸,将多出的蜡纸拧紧即可。

将每10丸包好蜡纸的药丸装入1个塑料袋中,热合封口,封口严密,印制批号、生产日期、有效期,字迹清晰正确。包装完后移入外包装间暂存库中,待验,抽检合格后方可外包装。

11. 外包装

(1)领料。从库房领取说明书、纸盒、纸箱,并仔细核对品名和数量。

(2)包装规格。每件200盒,每盒1袋。

(3)外包材批耗用量。见表11-19。

表 11-19　外包材批耗用量

物料编号	物料名称	单位	计划耗用量
	黄连上清丸说明书	张	1010
	黄连上清丸纸盒	个	1005
	黄连上清丸纸箱	个	5

(4)打码。按批生产指令单要求分别在纸盒、纸箱上打印批号、生产日期、有效期。

(5)装纸盒。将黄连上清丸说明书对折,用说明书包住装好蜡丸的塑料袋,装入纸盒中,每盒装1袋,用封签封上盒子。

(6)装箱、打包。将垫板装入成品纸箱,再装入纸盒,盒顶标志正面朝向一致。装好第1层后,再放入一垫板装第2层,箱满后,放入装箱单,用不干胶带封箱后,打包。

(7)将所有成品全部寄库,待检验合格后,再办理入库手续。

(三)质量监控

1. 按生产工序设置监控点,不得遗漏　各监控点如下。

粉碎、过筛、炼蜜、配料、混合、炼药、制丸、内包装、外包装。

2. 监控方法

(1)开工前及生产结束后,重点监控人员、设备、物料、环境,要求符合工艺标准。清洁状态须达到要求;物料数量、质量、标记、贮存条件及管理须符合要求;设备及计量器具须处于完好状态,并有状态标记,计量器具有"检定合格证";相应的生产记录须齐全。达到规定要求,方可签字允许生产或判定清场合格。

(2)生产过程重点监控工艺规程和岗位标准操作规程的贯彻执行情况,生产现场管理须有序规范,状态标识须齐全、正确,批生产记录须及时填写,各工序中间体的质量须达到标准。对物料放行做出判定,为批产品审核提供依据。

3. 重点工序监控　重点工序监控要求见表11-20。

表 11-20　重点工序监控要求

工序	监控项目	监控频次	要求
领料、称量	品名、数量、批号及复核	1次/批	符合批生产指令
粉碎、过筛	品名、数量、批号、称量及复核	1次/批	符合批生产指令
配料、混粉	品名、数量、批号、称量及复核	1次/批	均一、色泽一致
炼蜜	温度	1次/批	$116\sim118℃$
	水分	1次/批	$12\%\sim16\%$
	过滤孔径	1次/批	$0.8\mu m$
	性状	1次/批	澄清透明的棕红色黏稠液
混合	品名、数量、批号、称量及复核	1次/批	符合批生产指令
炼药	均一性	1次/批	色泽一致
	含量	1次/批	不得少于标示量
	水分	1次/批	$<15\%$
制丸	性状	1次/批	深褐色,气芳香,味苦
	丸重差异	20分/(次×批)	在$\pm6\%$之内
	水分	1次/批	$<15\%$
内包装	装量	1次/批	数量正确
	拧蜡纸	随时	拧紧,蜡纸不得松散
	热封质量	随时	热封严密,端正;批号等清晰、正确
外包装	装盒	随时	数量正确
	批号等印制	随时	清晰正确
	装箱	随时	有装箱单,打包严实、美观

三、其他

(一)原料、辅料、包装材料的消耗定额

原料、辅料、包装材料的消耗定额见表11-21。

表 11-21　原料、辅料、包装材料的消耗定额

物料类别	物料编号	物料名称	单位	以 1 万丸计
原料		黄连	kg	0.2
		栀子（姜制）	kg	1.6
		连翘	kg	1.6
		炒蔓荆子	kg	1.6
		防风	kg	0.8
		荆芥穗	kg	1.6
		白芷	kg	1.6
		黄芩	kg	1.6
		菊花	kg	3.2
		薄荷	kg	0.8
		酒大黄	kg	6.4
		黄柏（酒炒）	kg	0.8
		桔梗	kg	1.6
		川芎	kg	0.8
		石膏	kg	0.8
		旋覆花	kg	0.4
		甘草	kg	0.8
辅料		蜂蜜	kg	42
包装材料		蜡纸	张	10100
		黄连上清丸塑料袋	个	1010
		黄连上清丸说明书	张	1010
		黄连上清丸纸盒	个	1005
		黄连上清丸纸箱	个	5

（二）物料平衡及偏差处理

1. 计算公式　物料平衡率（％）＝［（实际产量＋ 抽样量＋ 损耗量）/理论产量］×100％。理论值为按照所用的原料（辅料、包装材料）量，在生产中无任何损失或差错的情况下得出的最大量。

实际值为生产过程实际产出量，包括本工序产出量、收集的废品、生产中取样量、检品及丢弃的其他不合格物料，如捕尘系统、真空系统、管道系统中收集的废弃物等。

车间各工序的物料平衡率见表 11-22。

表 11-22　车间各工序的物料平衡率

车间	前处理车间		制剂车间					
计算工序	粉碎、过筛	配料、混粉	炼蜜	混合	炼药	制丸	内包装	外包装
范围/%	97.0～100.0	97.0～100.0	97.0～100.0	97.0～100.0	97.0～100.0	97.0～100.0	97.0～100.0	100.0

2. 偏差处理 生产中若出现偏差,则按偏差处理程序进行处理。生产中产生的零头物料,按零头处理标准操作规程进行处理。

（三）卫生工艺

生产开始前和生产结束后,人员、物料、设备、环境均须符合相关卫生管理程序要求,清场按清场管理程序及相关清洁标准操作规程进行。

（四）技术安全及劳动保护

1. 技术安全

(1)车间一般生产区及洁净区应有应急灯及紧急出口。

(2)生产区的人行道和车行道必须平坦、畅通,夜间要有足够的照明设施。

(3)劳动场所必须符合防火要求,并配备符合规定的消防设施和器材。

(4)防爆区的人员、物料进出和设备操作必须符合消防安全管理程序的规定。

(5)生产设备不准超温、超压、超负荷和带故障运行。

(6)凡发散大量热量的设备和蒸汽管道,必须要有保温或隔热层。

(7)为避免生产过程中的伤亡事故,应采取相应的安全措施,对相关人员进行安全培训。

2. 劳动保护

(1)根据工种需要,应供给生产岗位人员工作衣、帽、鞋、手套、口罩、肥皂等劳动保护品,并适当配备防尘设施。

(2)机器和工作台等设备、设施的布置应便于工人安全操作,通道宽度不得小于 1m。

(3)操作间温度、相对湿度应适宜,通风设备良好。

(4)洁净室内主要工作室照度不低于 300lx。

(5)保证洁净室内人均每小时新鲜空气量不少于 $40m^3$。

（五）劳动组织定员定岗、生产周期

1. 劳动组织定员定岗 劳动组织定员定岗情况见表 11-23。

表 11-23 劳动组织定员定岗

岗位名称	人数/人
中药粉碎岗位	4
中药筛粉岗位	2
混粉岗位	2
炼蜜岗位	3
混合岗位	2
炼药岗位	3
制丸岗位	4
内包装岗位	4
外包装岗位	8

2. 生产周期 各工序生产周期见表11-24。

表 11-24 各工序生产周期

序号	工序名称	工时/h
	中药粉碎	12
	中药筛粉	16
	混粉	3
	炼蜜	16
	混合	3
	炼药	2
	制丸	4
	包蜡纸	8
	装包	4
	外包装	2
	工序生产周期	
	检验周期	
	产品批生产周期	

注:需注意以下两点。

(1)工序生产周期以在岗人员完成一批料(1万丸)所需的时间计。[工序生产周期＝工序实际生产一批料所需的时间(小时)]

(2)产品批生产周期,指从原料投入到成品合格入库所需的时间,即工序生产周期加上检验周期。

四、思考题

1. 丸剂有何作用特点? 制备方法有哪些?

2. 丸剂的质量检查项目有哪些?

3. 影响丸剂稳定性的因素有哪些?

参 考 文 献

[1] 崔福德.药剂学 [M].7 版.北京:人民卫生出版社,2011.

[2] 张汝华.工业药剂学 [M].北京:中国医药科技出版社,1999.

[3] 屠锡德,张钧寿,朱家璧.药剂学 [M].北京:人民卫生出版社,2004.

[4] 平其能.药剂学实验与指导 [M].北京:中国医药科技出版社,1994.

[5] 陆彬.药剂学实验 [M].北京:人民卫生出版社,1994.

[6] 顾学裘.药物制剂注解 [M].北京:人民卫生出版社,1983.

[7] 国家食品药品监督管理局.药品生产质量管理规范(2010 年修订)[Z].2011-01-17.

药物制剂的常用辅料

一、液体制剂的常用辅料

附表 1　口服液体制剂常用辅料

辅料用途	辅料名称
增溶剂	聚山梨酯类、聚氧乙烯脂肪酸酯类
助溶剂	碘化钾(碘)、乙酸钠(茶碱)、枸橼酸(咖啡因)、苯甲酸钠(咖啡因)
潜溶剂	水溶性:乙醇、丙二醇、甘油、聚乙二醇。 非水溶性:苯甲酸苄酯、苯甲醇
防腐剂	对羟基苯甲酸酯类(0.01％～0.25％)、苯甲酸及其盐(0.03％～0.10％)、山梨酸(0.02％～0.04％)、苯扎溴铵(0.02％～0.20％)、醋酸氯己定(0.02％～0.05％)、邻苯基苯酚(0.005％～0.200％)、桉叶油(0.01％～0.05％)、桂皮油(0.01％)、薄荷油(0.05％)
矫味剂	甜味剂:蔗糖、橙油、山梨醇、甘露醇、阿斯巴甜、糖精钠。 芳香剂:柠檬油、薄荷油、薄荷水、桂皮水、苹果香精、香蕉香精。 胶浆剂:阿拉伯胶、羧甲基纤维素钠、琼脂、明胶、甲基纤维素。 泡腾剂:有机酸加碳酸氢钠
着色剂	天然着色剂:苏木、甜菜红、姜黄、胡萝卜素、松叶兰、乌饭树叶、叶绿素铜钠盐、焦糖、氧化铁(棕红色)。 合成着色剂:苋菜红、柠檬黄、胭脂红、胭脂蓝、日落黄。 外用色素:伊红、品红、亚甲蓝、苏丹黄 G 等
助悬剂	低分子助悬剂:甘油、糖浆剂。 天然助悬剂:树胶类,如阿拉伯胶、西黄蓍胶、桃胶、海藻酸钠、琼脂、淀粉浆、硅皂土(含水硅酸铝)。 合成及半合成助悬剂:甲基纤维素、羧甲基纤维素钠、羟甲基纤维素(CMC)、丙烯酸树脂、聚乙烯吡咯烷酮、葡聚糖、单硬脂酸铝(触变胶)
润湿剂	表面活性剂:聚山梨酯类、聚氧乙烯蓖麻油类、泊洛沙姆等
絮凝剂与反絮凝剂	枸橼酸、枸橼酸盐、酒石酸、酒石酸盐
表面活性剂	阴离子型表面活性剂:硬脂酸钠、硬脂酸钾、油酸钠、硬脂酸钙、十二烷基硫酸钠、十六烷基硫酸化蓖麻油。 非离子型表面活性剂:单甘油脂肪酸酯、三甘油脂肪酸酯、聚甘油硬脂酸酯、蔗糖单月桂酸酯、脂肪酸山梨坦(司盘)、聚山梨酯、聚氧乙烯脂肪酸酯(卖泽)、脂肪醇聚氧乙烯醚(苄泽)、泊洛沙姆等

（续　表）

辅料用途	辅料名称
乳化剂	天然乳化剂：阿拉伯胶、西黄蓍胶、明胶、杏树胶、卵黄。 固体乳化剂：O/W 型乳化剂有氢氧化镁、氢氧化铝、二氧化硅、硅皂土等。 　　　　　　W/O 型乳化剂有氢氧化钙、氢氧化锌等
辅助乳化剂	增加水相黏度：甲基纤维素、羧甲基纤维素钠、羟甲基纤维素、海藻酸钠、琼脂、西黄蓍胶、阿拉伯胶、黄原胶、果胶、皂土等。 增加油相黏度：鲸蜡醇、蜂蜡、单硬脂酸甘油酯、硬脂酸、硬脂醇等

附表 2　注射用溶剂

溶剂种类	溶剂名称
注射用水	纯化水经蒸馏所得的水
注射用油	麻油、油茶籽油（茶油）、花生油、玉米油、橄榄油、棉籽油、豆油、蓖麻油及桃仁油、油酸乙酯、苯甲酸苄酯
注射用非水溶剂	丙二醇（10%～60%）、PEG400（≤50%）、二甲基乙酰胺（DMAC）、乙醇（≤50%）、甘油（≤50%）、苯甲醇等

附表 3　注射剂常用附加剂

附加剂用途	附加剂名称	浓度范围/%	附加剂用途	附加剂名称	浓度范围/%
缓冲剂	乙酸、乙酸钠	0.22、0.80	等渗调节剂	氯化钠	0.5～0.9
	枸橼酸、枸橼酸钠	0.5、4.0		葡萄糖	4～5
	乳酸	0.1		甘油	2.25
	酒石酸、酒石酸钠	0.65、1.20	抗氧剂	亚硫酸钠	0.1～0.2
	磷酸氢二钠、磷酸二氢钠	1.70、0.71		亚硫酸氢钠	0.1～0.2
				焦亚硫酸钠	0.1～0.2
	碳酸氢钠、碳酸钠	0.005、0.060		硫代硫酸钠	0.1
抑菌剂	苯甲醇	1～2		抗坏血酸	0.02～0.50
	羟苯丁酯、羟苯甲酯	0.010～0.015	螯合剂	EDTA-2Na	0.01～0.05
	苯酚	0.5～1.0	增溶剂、润湿剂、乳化剂	聚氧乙烯蓖麻油	1～65
	三氯叔丁醇	0.25～0.50		Tween-20	0.01
	硫柳汞	0.001～0.020		Tween-40	0.05
局部麻醉剂	利多卡因	0.5～1.0		Tween-80	0.04～4.00
	盐酸普鲁卡因	1.0		聚乙烯吡咯烷酮	0.2～1.0
	苯甲醇	1.0～2.0		PEG-40 氢化蓖麻油	7.0～11.5
	三氯叔丁醇	0.3～0.5		卵磷脂	0.5～2.3

（续　表）

附加剂用途	附加剂名称	浓度范围/%	附加剂用途	附加剂名称	浓度范围/%
助悬剂	Pluronic F-68（泊洛沙姆188的商品名）	0.21	稳定剂	肌酐	0.5～0.8
	明胶	2.0		甘氨酸	1.50～2.25
	甲基纤维素	0.03～1.05		烟酰胺	1.25～2.50
	羧甲基纤维素	0.05～0.75		辛酸钠	0.4
	果胶	0.2	保护剂	乳糖	2～5
填充剂	乳糖	1～8		蔗糖	2～5
	甘氨酸	1～10		麦芽糖	2～5
	甘露醇	1～10		人血白蛋白	0.2～2.0

二、固体制剂的常用辅料

附表4　湿法制粒中常用的填充剂

可溶性填充剂	不溶性填充剂
乳糖（结晶性或粉状）、糊精、蔗糖粉、甘露醇、葡萄糖、山梨醇、果糖、赤藓糖、氯化钠	淀粉（玉米、马铃薯、小麦）、微晶纤维素、磷酸二氢钙、碳酸镁、碳酸钙、硫酸钙、水解淀粉、合成硅酸铝、特殊硅酸钙

附表5　湿法制粒中常用的黏合剂

类别	黏合剂	溶剂中浓度（W/V）/%	制粒用溶剂
淀粉类	淀粉（浆）	5～10	水
	糊精		
	预胶化淀粉	2～10	水
纤维素类	甲基纤维素	2～10	水
	羟甲基纤维素		
	羟丙基甲基纤维素	2～10	水或乙醇-水
	羧甲基纤维素钠	2～10	水
	微晶纤维素		干黏合剂
	乙基纤维素	2～10	乙醇
合成高分子	聚乙二醇（PEG4000，PEG6000）	10～50	水或乙醇
	聚乙烯醇	5～20	水
	聚乙烯吡咯烷酮	2～20	水或乙醇

（续　表）

类别	黏合剂	溶剂中浓度(W/V)/%	制粒用溶剂
天然高分子	明胶	2～10	水
	阿拉伯胶		
	西黄蓍胶		
	海藻酸钠		
	琼脂		

附表6　常用崩解剂

传统崩解剂	颗粒中含有量(W/W)/%	最新崩解剂	颗粒中含有量(W/W)/%
淀粉（玉米、马铃薯）	5～20	羧甲基淀粉钠	1～8
微晶纤维素	5～20	交联羧甲基纤维素钠	5～10
海藻酸	5～10	交联聚乙烯吡咯烷酮	0.5～5.0
海藻酸钠	2～5	羧甲基纤维素	5～10
离子交换树脂	0.5～5.0	羧甲基纤维素钙	1～8
泡腾酸-碱系统	3～20	低取代羟丙基纤维素	2～5

附表7　常用的润滑剂、抗静电剂、稳定剂

辅料用途	辅料名称	参考用量/%	辅料用途	辅料名称	参考用量/%
疏水性润滑剂	硬脂酸镁	<1	助流剂	滑石粉	1～5
	硬脂酸钙	<1		微粉硅胶	0.1～0.5
	硬脂酸	1～2		小麦淀粉	5～10
	蜡类	1～5	抗黏剂	滑石粉	1～5
	微粉硅胶	0.1～0.5		微粉硅胶	0.1～0.5
亲水性润滑剂	PEG 4000 或 PEG 6000	1～5		小麦淀粉	5～10
	十二烷基硫酸钠	1～5	抗静电剂	十二烷基硫酸钠	
	十二烷基硫酸镁	1～3		亚硫酸氢钠	
	聚氧乙烯单硬脂酸酯	1～5	稳定剂	焦亚硫酸钠	
	聚氧乙烯月桂醇醚	5		EDTA-2Na	

附表8　膜剂的成膜材料

类别	膜剂的成膜材料
天然高分子	明胶、虫胶、阿拉伯胶、琼脂、淀粉、糊精
合成高分子	PVA05-88、PVA17-88、乙烯-醋酸乙烯酯共聚物(EVA)

三、半固体制剂的常用辅料

附表 9　软膏剂常用辅料

基质	油脂性 基质	烃类:凡士林、石蜡、液体石蜡。
		类脂类:羊毛脂、蜂蜡、鲸蜡、二甲基硅油
	乳剂型 基质	油相:硬脂酸、石蜡、蜂蜡、十八醇、液体石蜡、凡士林、植物油等。
		水相:常需加入甘油、丙二醇、山梨醇等保湿剂
	水溶性 基质	PEG 类高分子化合物、FAPG(十八脂肪醇和丙二醇的混合物)。
		凝胶基质:CMC-Na、HPMC、海藻酸钠、海藻酸、皂土、丙烯酸树脂、果胶等
附加剂	抗氧剂	抗氧剂:维生素 E(VE)、没食子酸烷基酯、丁基羟基茴香醚(BHA)、丁基羟基甲苯 　(BHT)。
		还原剂:抗坏血酸、异抗坏血酸、亚硫酸盐。
		抗氧剂的辅助剂(螯合剂):枸橼酸、酒石酸、乙二胺四乙酸
	防腐剂	醇类:乙醇、异丙醇、三氯叔丁醇、苯氧乙醇、2-溴-2-硝基-1,3-丙二醇。参考用量:7%。
		酸类:苯甲酸、脱氢乙酸、丙酸、山梨酸、肉桂酸。参考用量:0.1%～0.2%。
		芳香酸:茴香醚、香茅醛、丁子香酚、香兰酸酯。参考用量:0.001%～0.002%。
		汞化物:乙酸苯汞、硼酸苯汞、硝酸苯汞、邻[(3-羟基汞-2-甲氧丙基)-氨基甲酰]-苯氧乙 　酸钠(汞撒利)。参考用量:0.001%～0.002%。
		酚:苯酚、苯甲酚、麝香草酚、对氯邻甲苯酚、对氯间二甲苯酚、甲酚、氯代百里酚、水杨酸。 　参考用量:0.1%～0.2%。
		酯:对羟基苯甲酸(乙酸、丙酸、丁酸)酯。参考用量:0.01%～0.50%。
		季铵盐:苯扎氯铵、溴化烷基三甲基铵。参考用量:0.002%～0.010%。
		其他:葡萄糖酸氯己定。参考用量:0.002%～0.010%

附表 10　栓剂常用辅料

基质	油脂性基质	天然基质:可可豆脂。
		合成或半合成脂肪酸甘油酯:①半合成椰油酯;②半合成山苍子油酯;③半合成棕榈 　油酯;④硬脂酸丙二醇酯;⑤硬化油;⑥半合成脂肪酸酯
	水溶性基质	甘油明胶、PEG、聚氧乙烯(40)单硬脂酸酯类(S-40)、泊洛沙姆(Pluronic F-68)
添加剂	硬化剂	虫白蜡、鲸蜡醇、硬脂酸、巴西棕榈蜡
	增稠剂	氢化蓖麻油、单硬脂酸甘油酯、硬脂酸铝
	吸收促进剂	表面活性剂、月桂氮䓬酮、EDTA、水杨酸、氨基酸乙胺衍生物、乙酰乙酸酯类、β-二 　羧酸酯、芳香族酸性化合物、脂肪酸
	抗氧剂	同软膏
	防腐剂	

四、常用包衣材料

附表 11　常用包衣材料

辅料类别	用途
薄膜包衣材料	胃溶性：羟丙基纤维素（HPC）、HPMC、尤特奇 E(Eu-E)、聚乙烯醇缩乙醛二乙氨基乙酸酯（AEA）
	肠溶性：羟丙基甲基纤维素邻苯二甲酸酯（HPMCP）、醋酸纤维素酞酸酯（CAP）、醋酸羟丙甲纤维素琥珀酸酯（HPMCAS）、羧甲乙纤维素（CMEC）、尤特奇 L100(Eu-L)、尤特奇 S100(Eu-S)、尤特奇 L30D-55(Eu-LD)
	不溶性：EC、尤特奇 RS100(Eu-RS)、尤特奇 RL30D(Eu-RL)
水分散系包衣材料	肠溶性：HPMCP、Eu-S
	不溶性：EC、Eu-RS、尤特奇 NE30D(Eu-NE)

党的二十大精神进教材提纲挈领

习近平总书记在党的二十大报告中指出："教育、科技、人才是全面建设社会主义现代化国家的基础性、战略性支撑。"这充分说明教育、科技、人才对于发展的重要性。

中药药剂学是中药、中药制药等专业的核心课程，是思政教育的主要载体，肩负着制备良心药、放心药，守护人民健康的重任。中药药剂学实验操作技术作为实验实践课程，是课堂理论教学的必要补充，是落实课程育人、促进学生成长成才、培养社会主义建设者和接班人的必要途径之一。

本教材在建设过程中坚持以立德树人为根本任务，注重学思结合、知行统一，致力培养学生勇于探索的创新精神、善于解决问题的实践能力。

课程思政教学案例

序号	知识点	案例	思政建设目标
1	中药制剂实验室安全常识	绿色发展促生态：宣传《职业病防治法》人人有责	美丽中国建设 人与自然和谐共生，绿色低碳发展 绿水青山就是金山银山
2	原始记录的记录方法与要求	客观记录守规矩："欣弗事件"案例分析	恪守职业道德，坚持人民至上 深化职业理念和职业道德教育
3	审查处方及调配处方实训	拒绝毒品明危害：罂粟壳的故事	珍爱生命，远离毒品
4	片剂的制备工艺	德技双修育工匠：葛根芩连汤剂型改革葛根芩连片	坚持守正与创新相结合
5	丸剂的制备工艺	谙熟本草谋复兴：六神丸的故事	培育家国情怀，推动民族复兴 激发为民族复兴担当时代大任的意识
6	胶囊剂的制备工艺	敬畏生命怀仁心："毒胶囊事件"	开展宪法法治教育 知法守法
7	丸剂的制备工艺	中华文化立自信：安宫牛黄丸7粒救治刘海诺的故事	加强中华优秀传统文化教育 坚持文化自信自立